毒理醫學專家教你用**吃**保肺顧健康

—對抗—

PM
2.5
的

食踐術

招名威 著

【推薦序】
將科學研究工作成果應用於大眾

臺灣大學生化科技系教授 許瑞祥

身為一個教育工作者最欣慰的，是看到學生的成就能超越自己。

身為一個科研工作者最大的成就，是看到成果能被大眾所應用。

我很幸運能夠同時滿足這兩件事，因為我很早就認識招名威教授。

回想在20年前的一場關於靈芝的演講結束後，有一對夫婦認真的跟我說，希望他們的兒子將來若是考進臺大能修我的課，能參與靈芝的研究，當下我受寵若驚，而他們就是名威的父母。

名威學成歸國後，與我分享在美國以動物、細胞、分子

等模式，研究柴油汙染粒子對人體所造成的傷害。原本我只了解霧霾是人類工業革命的歷史共業，但他告訴我細懸浮微粒能穿過肺泡進入血液循環，導致全身性氧化壓力上升及持續慢性發炎，證實直接造成心、肺功能損傷與肺腺癌的發生。這樣的隱形殺手就一直存在你我身邊，它會致病、致癌、致命甚至禍延子孫。

回國後，他希望能貢獻所學繼續從事$PM_{2.5}$相關的毒理研究。做為學者，持續發表論文是必須的，科研工作雖然是永無止境、沒完沒了的不歸路，但研究方向是可以調整的。我當時建議他既然已經帶回最新的評估模式，不妨轉個彎來找找看有什麼可以幫我們減輕毒害的途徑，此研究若有成果，不但能接地氣，更是福國利民之事。

名威是美國毒理學會在台灣認證最年輕的毒理學家，研究$PM_{2.5}$課題超過15年，專業論文著作等身。而他所撰寫的新書《對抗$PM_{2.5}$的食踐術》介紹GSH（穀胱甘肽）飲食法，使GSH在人體內迅速吸收、轉換並增加自身的抗氧化能力，也直接降低$PM_{2.5}$進入人體的機會。本書告訴大家如

何從餐桌飲食來預防、緩解PM₂.₅的毒害，是在這提心吊膽的時代，人人必讀的好書。

　　從科學研究的角度來說，能夠應用在人類身上，產生普遍而廣大效益的成果，才是深具意義的。我很高興名威終於落實當年的約定，研發以日常飲食法門來照顧大眾，功德無量。

【推薦序】

讓你一次看清如何在 PM$_{2.5}$ 的環境中健康生活！

彰化基督教醫院粒線體醫學暨自由基研究院院長

／前馬偕醫學院校長 魏耀揮

　　健康的價值，在於全方位提升與發揮生命的能量；而透過飲食，正是提供身體能量最重要的元素。近年來科技與工業的迅速發展，有許多有形或無形的毒素充斥在我們的周遭，造成環境汙染、食安問題、生活壓力與社會結構的改變，也讓我們的飲食文化產生了重大的改變。

　　西方人曾說：「You are what you eat.」你吃什麼，就變成什麼。若你想要有健康的身體，去對抗這些有毒物質，尤其是近年來的全民公敵 PM$_{2.5}$，就必須吃好的食物，讓身體吸收好的養分，增強我們的抗氧化力和免疫力，減低霧霾對我們的傷害。

　　就我在台灣從事生醫研究將近40年的經驗，威脅國人生命健康最大、耗用醫療資源最多的疾病，不外乎癌症、心血管疾病、高血壓、糖尿病，當然也包括高血脂症，甚至是肥胖，而上述的這些疾病，沒有一個可以跟$PM_{2.5}$脫離關係，也就是說，天天吸入高量的$PM_{2.5}$，就很有可能會引發這些病變。所以，能找到一個可以讓我們在有毒的環境中健康生活的實踐之術，就變得格外重要。

　　招名威博士是我臺大農化系的學弟，也同為台灣自由基學會的一員。名威於2012年從美國麻省理工學院返台擔任教職，就邀請我至他開設的課程「生命科學導論」演講，當時是我第一次見到名威，但就對這位小學弟有著極深刻的印象，除了留著看起來一點都不像教授的披肩長髮之外，他在$PM_{2.5}$的科研成就亦已首屈一指，尤其是在當時台灣沒有人注意到$PM_{2.5}$為何物的情況下，名威早已發現這將是一個全民的健康危機。

　　名威教學熱誠、學術淵博，尤其是他對毒理學和自由基醫學的專精度更是台灣學術界內少有。名威寫的這本新書

《對抗PM$_{2.5}$的食踐術》，深入簡出地將PM$_{2.5}$對人類的影響精闢分析，尤其他能將自己的科研成果轉換成對人類健康有益處的社會價值，把艱深難懂的毒理學、醫學和公共衛生等專業知識應用到日常生活中，令人感佩。而更令人拍案叫絕的是，名威竟然把飲食也連結到抗霧霾上，讓這兩個八竿子打不著的元素連成一線，這絕對是一個重大的突破，也非常有創見，謹誠摯地推薦本書給讀者朋友們，請大家一起來關心自己的健康。

【推薦序】
飲食營養及抵抗空氣汙染的全方位健康保障

衛生福利部技監兼全民健康保險會執行秘書 周淑婉

　　空氣、水和食物是人類維持生命的三要素，人可以1個星期不吃東西、幾天不喝水都還可以活著，但只要幾分鐘不呼吸空氣就會死亡，可見空氣對生命的重要性；我們可以選擇營養的食物和乾淨的水來吃、喝，但我們卻無從判斷和選擇良好的空氣才呼吸，就算即使知道空氣品質不好，為了活命還是得呼吸，那代表你會把空氣中存在的許多汙染物質都吸進體內，而對健康產生不良影響。

　　以我過去負責空氣汙染管制工作20餘年的經驗，近幾年，隨著工業化生產及都市化交通的需求日益增加，來自工廠煙囪、車輛排氣管、營建工程施工和日常生活的煮飯、燒香等活動產生的汙染物質越來越多，累積在空氣中，雖然政

府採取許多汙染管制措施，但因空氣流通受制於境外汙染來源及氣候因素，致空氣品質改善有限，尤其在秋冬季節因氣候造成空氣擴散不佳的關係，常常有 $PM_{2.5}$（粒徑在 2.5 微米以下的懸浮微粒）紫爆的空氣品質不良警告出現，加上近期越來越多國際期刊研究顯示，空氣汙染中的 $PM_{2.5}$ 會引發呼吸系統、心血管疾病、糖尿病等健康影響，如何在空氣汙染的環境下，照顧好自己的健康，已然是和每個人息息相關的重大議題。

在這本書裡，招教授以他毒理醫學專家的專業角度，使用深入淺出易懂的文字，提供許多實用的空氣汙染相關知識和資訊，包括：介紹個人日常活動不可避免會接觸到的各種汙染源，和其汙染排放狀況，並且告訴讀者如何在空氣汙染的環境下，做好個人最佳的防護工作，如：口罩、空氣清淨機的選擇等。更令人興奮的是招教授引進「食養」的觀念，教導讀者如何在空氣汙染的環境下，透過抗氧化的食物將進入人體的汙染物質有效排除，做好日常的保健。更結合國內隨手可得的新鮮食材及簡易食譜，輔以生香味俱全的照片

更具說服力，這是一本相當值得推薦且非常實用的書，提供
讀者可以同時獲得飲食營養及抵抗空氣汙染的全方位健康保
障。

【自序】 **How's the air today?**

以前在美國念書的時候，大家見面都會問：「How's the weather today？」但是，回台灣之後卻要改成：「How's the air today？」

根據世界衛生組織（WHO）於2017年公布的全球健康風險死因排名裡，空氣汙染竟僅次於高血壓、食安及吸菸，躍升至全球第四大死因，並在2018年5月宣布的最新數據中顯示，全球有90%以上的人口生活在含有高濃度汙染物的空汙環境下，而每年室內外空氣汙染所造成的死亡人數高達7百萬人！

「空氣汙染」已然成為各國極其重視的議題之一，因為它會在無形之中嚴重影響健康，根據流行病學統計，每天暴

露在空氣品質指數（AQI）值達紫爆等級的環境中，將會有很大的機率引發許多病症，例如心血管疾病、呼吸道疾病，甚至是肺腺癌等重大疾病，進而可能導致死亡。

　　$PM_{2.5}$的空汙風暴不是只有台灣才有，世界各地都在發生，只是在台灣，近年來因配合政策需求，大幅變更發電的方式，導致空氣品質嚴重下降，人民的生活環境和健康受到空前未有的威脅，空汙之於健康所引發的後續問題才漸漸地受到大家的關注。

　　以我身為毒理醫學專家同時也是中原大學生物科技系教授的身分，加上研究空汙懸浮微粒造成人體傷害之議題長達15年之久的經驗來說，由於隱形殺手之稱的細懸浮微粒$PM_{2.5}$體積非常小，可以輕易地到達肺部深處並穿過肺泡而流竄於血液循環中，導致全身性的氧化壓力及發炎反應發生，人體若長時間暴露於空氣汙染的環境中，心血管疾病、呼吸系統的疾病甚至是肺腺癌的發生率也會大幅的提高。若要有效的減少疾病的發生，避免$PM_{2.5}$進入人體後造成傷害，「減少體內的自由基」是重要的關鍵。

本書告訴你如何讓身體有效對抗$PM_{2.5}$的方法，民以食為天，就讓我們從每天最基礎的「食」做起，根據科學文獻指出，多吃具有抗氧化及抗發炎效果的蔬果或是保健品，其中又以可以增加人體細胞內穀胱甘肽（Glutathione, GSH）的食材最為有效，包括富含維生素C、E的奇異果、柳橙、木瓜、芭樂、十字花科蔬菜，以及富含元素硒的蔥、蒜、洋蔥和堅果類……等等。另外，多喝冷泡綠茶也可增加抗氧化能力，而多攝入水分則可保呼吸道濕潤，加速人體新陳代謝。至於我們一般在市面上可以看到的，有清喉潤肺、止咳化痰功效的藥材，其實大多是可補強肺臟功能，對於大顆粒粉塵PM_{10}有排出的作用，但其對抗$PM_{2.5}$的功效卻非常有限。

然而，什麼才是對抗$PM_{2.5}$的根本之道呢？當然，若追根溯源，答案很明顯的，還是需要透過政府嚴格的把關，以確保空氣品質、維護人民的健康和生存環境，這也是政府應負的基本責任，但既然致癌毒物$PM_{2.5}$正嚴重的危害著人民的健康已成事實，那麼，如何有效降低$PM_{2.5}$對我們的健康造成傷害，也就只能由我們自身做起了。

第一章
看不見的殺手最可怕

　　在 2015 年 2 月，中國中央電視台的前主播柴靜推出了一部關於中國空氣汙染的紀錄片《穹頂之下》，片中探討並呼籲人們關注空氣汙染的問題，至此之後「PM2.5」這個原本在人們心中陌生的名詞漸漸地成為了政府和人民關注的焦點，近幾年來在新聞和報章雜誌中也越來越常出現「PM2.5 紫爆了！」這句人人聞之變色的可怕標題，人們紛紛戴上口罩、開啟空氣清淨機，甚至嚴重時不敢踏出家門。

｜PM 的種類｜

PM 是「Particulate Matter」的縮寫，是指空氣中懸浮的固體顆粒或是液滴，由許多成分構成，而 $PM_{2.5}$ 的「2.5」指的是懸浮粒子的粒徑大小為 2.5 微米（μm）。

目前行政院環保署的空氣品質監測站所用來測量懸浮微粒之儀器是利用空氣動力學的原理，將採樣空氣中的懸浮微粒依照不同氣動粒徑區分成 PM_{10}、$PM_{2.5}$、$PM_{0.1}$，其中 PM_{10} 為氣動粒徑小於或等於 10 微米之懸浮微粒，又稱之為「粗微粒（Coarse particles）」，而粒徑小於或等於 2.5 的 $PM_{2.5}$ 則被稱作為「細懸浮微粒（Fine particles）」，還有比 $PM_{2.5}$ 更小的 $PM_{0.1}$ 被稱為「超細懸浮微粒（Ultrafine particles）」。

懸浮微粒在空氣中具有很強的光散射效應──「廷得耳效應（Tyndall effect）」，此效應會嚴重地影響人們的視線以及能見度。若比較不同大小的微粒子在總重量相同的情況下，粒徑愈小的 PM 其總表面積就越大，舉例來說：1 毫克重的 $PM_{2.5}$ 微粒表面積可達 1.2 平方公尺以上。而每個微粒子

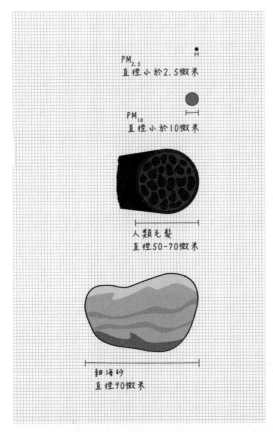

PM10、PM2.5 與頭髮相比，就可以明顯感受到有多麼微小。

表面皆可吸附大量的有毒物質，例如：戴奧辛、多環芳香碳氫化合物、汞、鉛、酸、苯、砷……等等，再加上因為粒徑小的關係，容易穿過人體呼吸系統的屏障，到達肺部的深層。因此，$PM_{2.5}$比PM_{10}對人體健康的威脅性更大。

相比之下，人類一根頭髮的寬度約為50 ～ 70微米已經是非常大的體積了。

|可怕的 $PM_{2.5}$ 究竟是什麼？|

$PM_{2.5}$又稱細懸浮微粒、細粒、細顆粒物。$PM_{2.5}$指環境空氣中懸浮微粒當量直徑小於或等於2.5微米的懸浮顆粒物。它能較長時間懸浮於空氣中，但因體積小，不易被肉眼所分辨，其在空氣中含量濃度越高，就代表空氣汙染越嚴重。

雖然$PM_{2.5}$只是地球大氣組成的成分中含量很少的元素之一，但它對空氣品質和人類健康有重要的影響。與粒徑較大的懸浮微粒相比，$PM_{2.5}$粒徑小，表面積大，活性較強，

易附帶有毒、有害物質，例如，重金屬（汞、鉛、砷等）、有機化合物、含硫化合物、含氮化合物、酸、微生物，以及可能的致癌物質。而且因為它的體積小、質量輕，容易在大氣中的停留時間長，輸送距離較遠，就像是我們口中常常說的「境外汙染源」，對於人體健康和大氣環境的品質有很大的影響。

PM$_{2.5}$並不是一個遙不可及的東西，相反地，其實它正無所不在的存在於我們的生活周遭，PM$_{2.5}$在日常生活當中隨處可見，例如廟宇拜拜所燒的香、家裡和路上的人嘴裡叼著的菸、汽機車所排放出的廢氣、廚房炒菜產生的油煙、中秋節用煤炭烤肉所生成的燻煙，又或者是某些職業在工作上所需要面對的特殊環境，例如電銲燻煙、金屬鍛造、燃煤以及天然氣發電廠等等，這些職業的工作環境都存在著高濃度的PM$_{2.5}$。

當然，不是只有人類的行為會產生PM$_{2.5}$，大自然環境本身也會產生PM$_{2.5}$，像是台灣冬季常見的沙塵暴、火山爆發、森林大火，亦或是海風刮起的海砂等等，也都會有著

$PM_{2.5}$的存在。

　　目前全世界的$PM_{2.5}$濃度是以空氣品質指數（Air Quality Index, AQI）為標準，以下表來說明，AQI的數值越大，它所表現出來的顏色就越深，說明空氣汙染狀況越嚴重，對人體的健康危害也就越大。

　　AQI一共分為6種等級，但其實只有第1級（良好，0～50）是落在世界衛生組織（WHO）的標準之內，嚴格說起來，只要超出第1級，就是超標的，所以由此類推，我們所熟知的「紫爆」狀況，AQI數值介於201～300，代表的是空氣品質超級無敵糟糕，它的AQI數值遠遠超過安全值至少4倍以上。除了$PM_{2.5}$之外，AQI空氣品質指標還包括了依據監測出的數值，對照出當日空氣中臭氧（O_3）、PM_{10}、一氧化碳（CO）、二氧化硫（SO_2）及二氧化氮（NO_2）濃度等數值。

AQI 值的分布

AQI指標	AQI	0~50	51~100	101~150	151~200	201~300	301~500
	對健康的影響	良好	普通	對敏感族群不良	對所有族群不良	非常不良	有害
	代表顏色	綠	黃	橘	紅	紫	褐紅
	人體健康影響	汙染程度低或無汙染	對非常少數之極敏感族群產生輕微影響	可能會對敏感族群的健康造成影響，但是對一般大眾的影響不明顯	對所有人的健康開始產生影響，對於敏感族群可能產生較嚴重的影響	所有人都可能產生較嚴重的健康影響	健康威脅達到緊急，所有人都可能受到影響

| PM_{2.5} 的來源有哪些？|

大氣中，細懸浮顆粒 PM$_{2.5}$ 的化學成分都大不相同，會被歸類在 PM$_{2.5}$ 主要是因為它的粒徑尺寸落在 2.5 微米以下，其中的成分又根據它們的來源不同而有所差別，因此在種類上和數量上會有很大的變化。我們一般知道這些可吸入的懸浮顆粒物主要是來自於人為汙染源，就是我們所熟知的，例如石化燃料的燃燒廢氣、汽機車排放廢氣、工業粉塵、廢棄物焚燒排放的汙染廢氣、發電廠的燃料燃燒所產生之廢氣等等，還有一些小宗的汙染來源，包括拜拜時點香和燒紙錢、家庭炒菜油煙、二手菸等等都是來源。自然界中其實也會有許多的 PM$_{2.5}$ 被自然釋出，包括火山爆發的粉塵、森林大火燃燒的煙和灰燼、沙塵暴等等。

自然因素

自然源包括土壤揚塵，也就是大家熟知的沙塵暴，沙漠地區最為常見，台灣會出現的沙塵暴大多都是來自於中國大

陸北方的沙漠，其中含有氧化物、礦物和其他成分。那麼你說，沙塵暴會殺人嗎？就在2018年5月初和5月中旬，印度刮起了兩輪「殺人」的沙塵暴，第一次的沙塵暴是在半夜襲來，當時民眾都還在熟睡之中，一夜之間造成約125人死亡，140人受傷，而第二次的沙塵暴也造成了70多人死亡，百餘人受傷。

　　風吹砂，其中包括具高度鹽分的海鹽，它的顆粒物是所有懸浮微粒來源的第二大宗，其組成的成分與海水的成分類似，有高度的侵蝕性。而生物性的PM2.5來源包括植物花粉、孢子、細菌等等，雖然它們嚴格說起來不屬於化合物，不至於會造成癌症或心血管疾病等重大傷害，但暴露於這類性質的懸浮微粒很容易引發人類身體的自發性免疫反應，也就是過敏反應，尤其是在暴露於高濃度的時候，過度反應就很有可能會發生紅眼、流鼻水、呼吸困難、過敏性鼻炎、哮喘、蕁麻疹等等的症狀，嚴重的話甚至會產生休克。

　　自然界中的災害事件，像是火山爆發而排放了大量的火山灰、森林大火或裸露的煤炭大火、以及塵暴霧霾，都會將

大量的$PM_{2.5}$輸送到大氣層中，自然因素所產生的懸浮微粒使得人類暴露到的危害，其實不會比工廠或發電廠的廢氣排放還要來得低，例如印尼在2015年的森林大火，讓鄰國的新加坡空氣品質AQI值直飆至超越紫爆等級的400，而且持續數週之久，因為此霧霾而患上呼吸道疾病的人超過14萬，根據美國太空總署NASA的統計，此次霾害可能成為當地有紀錄以來最嚴重的霾害危機，估計可能造成超過90億美金的損失。

人為因素

　　人為的汙染源比較複雜，其中包括「固定汙染源」和「移動汙染源」。

　　至於什麼是汙染源呢？我們依據「空氣汙染防制法」的定義來說，汙染源是指「排放空氣汙染物之物理或化學操作單元」，不論它是使用物理方式，例如擠壓、切割、粉碎等，或是化學反應，例如化合、聚合、氧化、還原、酸鹼中和等之操作單元，在它的操作過程如果會造成空氣汙染物，

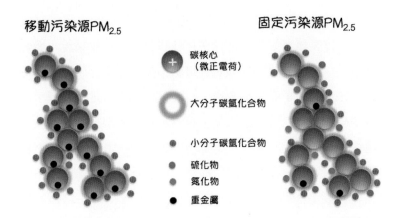

移動污染源PM$_{2.5}$　　　　　　固定污染源PM$_{2.5}$

碳核心
（微正電荷）

大分子碳氫化合物

小分子碳氫化合物

硫化物

氮化物

重金屬

PM$_{2.5}$ 示意圖。

包括懸浮微粒、氮氧化物、硫氧化物、碳氫化合物等化合物的產生，這個操作單元就是屬於「汙染源」，在此前提之下，我們可以很明確的定義「固定汙染源」，就是指那些不會隨便改變位置的汙染源，而「移動汙染源」則為可藉由本身的動力而改變位置之汙染源。

既然定義得出來，所以可想而知有多少的「固定汙染源」其實長年以來一直都存在在你我身邊，簡單來說，舉凡是各種以燃燒方式排放廢氣的來源，都是固定汙染源，包括我們熟知的發電廠、冶金廠、石油化學加工、化學製程、紡織印刷、染料合成、垃圾焚化等等，當然，根據不同區域，這些不同的固定汙染源所排放出來的PM2.5比例其實都不盡相同，比如說，在較寒冷的國家，他們就會以燒煤炭來作為主要的能源和暖氣的來源，也有些國家的工業是以石油化工製程為主，他們所釋放出來的PM2.5來源就會是由化石燃料（煤、石油等）和塑料燃燒而來。

　　而「移動汙染源」主要是以各類交通工具為主，包括汽機車、大貨車、巴士、火車、輪船等，它們所排放出來的汙染物跟固定汙染源不大相同，除了大量的懸浮微粒，還有一氧化碳、碳氫化合物、碳氫化物、重金屬等等。

　　至於是否會有「固定汙染源外加移動汙染源」的情況呢？其實這類的真實事件每天都不斷的在上演，而出現在人類史上有紀錄以來最嚴重的公害一定要以惡名昭彰的倫敦霧

霾事件為例：

　　1952年12月5日至12月10日間，高氣壓覆蓋英國全境上空，給倫敦帶來寒冷和大霧的天氣。冬天時倫敦市民通常多使用煤炭取暖，但同時期，倫敦的大眾交通工具正在全面淘汰路面電車，開始使用柴油內燃系統為主的引擎巴士，但是我們知道，這種巴士就像早期台灣路面上會看到的巴士一樣，會在運轉時排出大量廢氣。所以，在供給暖氣的火力發電廠和柴油巴士共同產生的懸浮微粒以及其他燃燒不完全的化學物質，亞硫酸、氮化物等大氣汙染物，在冷空氣層中，就如同被鍋蓋封閉一般，凝結在倫敦的上空無法排散，經過快速累積，汙染物遂濃縮形成為值數僅為 $PH_{2.0}$ 的強酸性、高濃度的硫酸、硝酸霧霾。

　　倫敦市民吸入這些霧霾，初期導致眼睛疼痛、鼻痛、咳嗽不止、發燒，之後則因市區內長時間黑暗，導致交通事故不斷，但救護車與消防車卻也難以出動。大煙霧的隔週，因霧霾而患病的人數暴增，引發了巨大的社會效應，各醫院收治了大量支氣管炎、支氣管肺炎、心臟病的急症病患，總計

這段霧霾期間死亡 4 千餘人，另外還有許多慢性病患者，其後數週之間又有 8 千餘人死亡，共合計死亡人數高達 1 萬 2 千人以上，成為歷史上空汙所造成的罕見慘案。

這些 PM2.5 基本上都是經過高溫燃燒後所釋出的產物，而這些燃燒後的產物均含有大量對人體有害的成分，而且顆粒物的粒徑越小，它所相對應的懸浮微粒表面積就越大，能使毒性物質有更高的反應效能和溶解速度，因此就非常容易吸附更多的有害物質，就我們所知，重金屬、多環芳香烴、單環芳香烴、自由基、微生物，甚至是致癌物 PAHs 和重金屬砷……等等的有害毒物都會被黏附上去。所以，越小的 PM2.5，其化學組成的成分就會越複雜，毒性也就越大。

可是明明都是微小的顆粒化合物，為什麼還會有這麼多的有毒物質可能被吸附上去呢？原因是因為大部分的 PM2.5 都是經過燃燒後所釋放出來的廢氣物，它們有一個共通的特點——就是都是以顆粒元素碳，有時也稱為碳黑（Carbon Black）為核心，但因為環境中的組成分變化很大，而根據實驗文獻的統計，這些 PM2.5 中的碳核心往往帶有很高比例

的相對正電荷，因此，就能夠藉由正負電荷相吸的簡單概念，將很多環境中、甚至是燃燒過後的，帶有負電荷的有毒化合物一併吸附上去。

這些有毒物質，在PM$_{2.5}$上比較常見的化學成分有：無機離子、微量元素、有機化合物（多環芳香烴、單環芳香烴）、重金屬，有時在這些顆粒物上還會吸附著病原微生物，例如病毒和細菌。這些PM$_{2.5}$能夠長期漂浮於空氣中，主要是受於PM$_{2.5}$在空氣中的重力、浮力和拖曳力的作用影響，越小的PM，在空氣中的停留時間和轉移的距離就會越長，所以PM$_{2.5}$可以長時間在空氣中飄流，就和我們耳熟能詳的「境外汙染源」是一樣的概念，它可以從中國北方一路隨著季風飄流至中國南方以及中南半島。

除了中國之外，全世界還有好幾個國家是PM的製造大國，如果，大家想要出國渡假的話，不如參考一下下一頁的世界懸浮微粒分布圖，就知道哪裡是適合出遊的國家了。

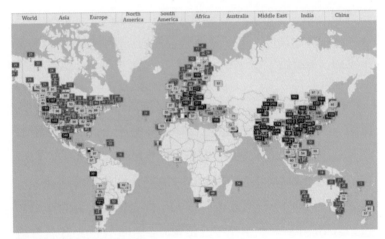

世界懸浮微粒汙染分布圖。

|小心 PM$_{2.5}$ 就在你身邊|

　　除了那些大宗汙染源等外在的重排放汙染源，還有一些是來自於室內，其實就是一直存在在我們生活周遭的那些輕排放汙染源，大部分都是我們熟知的來源、甚至是無法避免的來源，包括二手菸、燒香、點蚊香、燒紙錢、炒菜的油煙

等等，它們其實會對人體造成的傷害不亞於那些重汙染源，只是很容易因為習以為常而被大眾忽略，它們也是汙染源的一個事實。

香菸

香菸其實是個人懸浮微粒汙染源的最大宗，危害也較大，因為香菸燃燒後所釋放出來的二手菸懸浮顆粒物是屬於一種不完全燃燒的物質，裡面所含的有毒物活性就相對來說較高，容易產生自由基，也含有為數不少的致癌物質，因此，舉凡這些只要是透過燃燒菸草產品所生成的$PM_{2.5}$，都會對人體造成嚴重的傷害，即便使用品質較佳的香菸，其實也只是吸菸者的自我安慰，甚至反而有可能因為臭味較低，使得吸菸者毫無忌憚的大量吸食，而造成更大的危害。說到這裡，大家又可以開始思考了，什麼地方會是暴露於高風險二手菸所產生之$PM_{2.5}$的場所，但我們卻渾然不知呢？

答案就是「夜店」！

普遍來說夜店的空間狹小，人潮擁擠，空氣流通率不佳，再加上許多一手夾著菸一手拿著酒的癮君子，在狹小的密閉空間裡釋放了大量的二手菸，都是夜店的特色。根據一項統計，夜店的平均空氣品質，PM$_{2.5}$的濃度往往都是超過紫爆等級的，若長期待在這樣子的空間環境中，造成身體傷害的機率就會大增。但不同的夜店，環境也不盡相同，所以變異數也相當的大。

燒香

在台灣，另外還有一個場所其實也是高PM$_{2.5}$暴露風險的地方，那就是「寺廟」！

近幾年來，我們看到幾間指標性的寺廟為了落實環保，宣布禁止燒香來拜拜了。雖然這些政策當時的確引發了不小的反彈，尤其是燒香這個動作，是民間信仰最根深蒂固的儀式行為，絕大部分台灣民眾，無論是佛教徒還是道教徒，都是透過燒香、舉香的形式來表達自己的信仰和虔誠。其實，燒香、燒紙錢、燃燒蚊香與吸二手菸的概念差不多，這些懸

浮微粒皆含有高濃度的致癌物——「多環芳香烴 PAHs」，這類化合物已被許多的文獻證實，長期吸入會造成可怕的肺腺癌。

來自廚房的油煙汙染源

另一方面，家庭主婦在家裡炒菜時，其實也是形同於長期暴露在高 PM$_{2.5}$ 濃度的環境下，許多人不知道，炒菜油煙排放 5 分鐘，所釋放出來的 PM$_{2.5}$ 會瞬間增加為比一般空氣高出 20 倍的 PM$_{2.5}$。而且，這些油煙真的非常的可怕，大家可以注意廚房的抽油煙機，尤其是使用了一段時間的抽油煙機，上面通常可以看到一些黃褐色的斑點，這些斑點是油漬，這些油漬都是藉由油炸或是高溫炒菜、煎煮所釋放出來的小顆粒油汙，粒徑跟 PM$_{2.5}$ 差不多，可以歸類在 PM$_{2.5}$ 的一種，但不一樣的是，這種油漬 PM$_{2.5}$ 是完全液態油溶性的懸浮微粒，具有高度的黏附力，它一旦黏到了抽油煙機的風扇上面，要擦掉非常不容易，所以若被人們吸入後，就會快速擴散，容易累積在肺部的角落深處，很難再被移除。

很多女性一輩子不吸菸、不逗留在馬路邊吸廢氣、也沒有不良生活習慣，但為什麼會得肺癌？非常有可能的推測，就是因為她們在家裡需要每天準備三餐，再加上沒有良好的抽風設施或是為了省電而根本沒有開抽風設備，這些PM2.5被吸入肺部後就永遠停留在那裡了。

燒烤

還有一項例子就是炭燒烤肉。我要舉的例子不是說在燒烤店長期負責烤肉所造成的職業傷害，而是，我相信大家應該都聽過一個廣告台詞：「一家烤肉萬家香。」在台灣，長年以來中秋節家家戶戶都要烤肉，就是一個相當危險的例子。因為短時間內，暴露在高濃度燒烤類型的PM2.5，就像是吸入了高濃度的炒菜油煙一樣，會在我們的呼吸系統內快速擴散，而且，烹調者還不知道一個事實真相，燒烤食材具有高度的油脂，在經過高溫燒烤之後，會經過氧化還原的化學反應，產生一級致癌物PAHs，若「有效的結合」PM2.5吸入的話，這些燒烤類型的PM2.5就很容易讓人罹患肺癌甚至

是肺腺癌了。

所以其實 $PM_{2.5}$，真的是最可怕的隱形殺手，它致癌、致命並且無可避免的存在於你我的身邊，但卻又最容易被我們所忽視，而漸漸地被這些汙染物蠶食鯨吞了健康卻不自知。

|除了 $PM_{2.5}$ 還有 PM_{10} |

其實就更精確的角度來說，$PM_{2.5}$ 和 PM_{10} 的確都是不安全的，但是他們造成的傷害卻大不同。

PM_{10} 因為它的顆粒較大，大部分都會被我們的鼻腔跟喉嚨的黏膜吸附，比較容易沉降在鼻腔、咽喉部位，直接造成人類上呼吸道傷害的機率比較高，所以原則上比較不容易透過氣管傳遞到肺部深處再穿過肺泡進入到血液循環，自然也就不容易引發肺癌、心血管疾病等等的問題。但是吸入過多的 PM_{10}，的確在學界裡面還是有證據證明是有害的，容易會讓我們引發疑似上呼吸道感染的症狀，發生位置大部分在鼻

腔、鼻竇、咽頭和喉嚨，最容易有的感覺就很像早期騎摩托車的時候沒有戴口罩的情況，騎了一段時間之後鼻孔跟嘴巴會黑黑的，喉嚨會乾乾澀澀的，多喝點水，稍微清理一下鼻腔，症狀應該就會改善，但若暴露的時間長一點，就會有流鼻水、鼻塞、咳嗽、喉嚨痛，乃至倦怠、全身酸痛、頭痛或發燒等症狀。感染的來源其實並不是引發感冒的病毒，而是 PM_{10}，但我們常常會把這種空汙所造成的上呼吸道感染誤認為是普通感冒、流行性感冒、鼻咽炎、扁桃腺炎及喉炎……等等。

PM_{10} 是懸浮微粒直徑小於或等於 10 微米的顆粒物，也稱可吸入顆粒物或飄塵，$PM_{2.5}$ 的粒徑小於 10 微米，也屬於其中的一種，但 PM_{10} 的體積是 $PM_{2.5}$ 體積的 64 倍。顆粒物的直徑越小，其進入呼吸道的部位就越深。10 微米直徑的顆粒物通常沉積在上呼吸道，5 微米直徑的顆粒物可進入呼吸道的深部，2 微米以下的可 100% 深入到細支氣管和肺泡，0.1 微米的超細懸浮微粒則很容易經由肺泡穿透入血液循環中，流竄到身體各處。

PM_{10}**的來源**：PM_{10}在環境空氣中持續的時間雖不及$PM_{2.5}$來的長，但對於人體健康和視覺的能見度影響其實都很大。一部分顆粒物來自汙染源的直接排放，比如在未鋪柏油瀝青、水泥、石子的路面上行使的汽、機車，和材料的破碎碾磨處理過程，以及被風揚起的塵土……等等。另一些則是由環境空氣中硫氧化物、氮氧化物、揮發性有機化合物以及其它化合物互相作用而形成的細小顆粒物，它們的化學和物理組成依地點、氣候、一年中的季節不同而有著很大的變化，當然還包括大家耳熟能詳的沙塵暴和火山爆發的粉塵等自然來源。

PM_{10}**的危害**：PM_{10}容易進入到上呼吸道，最終是可以到達咽喉的臨界位點，所以，PM_{10}以下的微粒被稱為「可吸入的懸浮微粒」。咽喉是PM_{10}的終點站，咽喉表面分泌的黏液通常會黏住它們，PM_{10}累積於咽喉所在的上呼吸道，累積越多，分泌的黏液也越多，有些部分的PM_{10}也會被鼻腔內部的絨毛阻擋，所以，當PM_{10}累積到一定程度後，我們的身體自然而然就會生痰，屆時就以吐痰的方式把大部分的

PM₁₀ 排出體外，相較 PM₂.₅ 來說，危害性會小一些。

　　但是，PM₁₀ 長期累積下來也會引起呼吸系統疾病，例如氣促、咳嗽、誘發哮喘、慢性支氣管炎、慢性肺炎……等等。

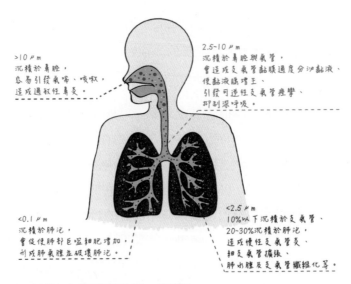

>10μm
沉積於鼻腔，
容易引發氣喘、咳嗽，
造成過敏性鼻炎。

2.5~10μm
沉積於鼻腔與氣管，
會造成支氣管黏膜過度分泌黏液、
便黏液膜增生、
引發可逆性支氣管痙攣、
抑制深呼吸。

<0.1μm
沉積於肺泡，
會促使肺部巨噬細胞增加，
形成肺氣腫並破壞肺泡。

<2.5μm
10%以下沉積於支氣管、
20~30%沉積於肺泡，
造成慢性支氣管炎、
抑支氣管擴張、
肺水腫及支氣管纖維化等。

PM₁₀ 累積在上呼吸道與 PM₂.₅ 的差異。

| PM 的排放，你我都有責 |

在過去，我們會認為 PM2.5 是中國大陸北方的特產，它不會跟我們遠在南方的海島劃上等號。這些 PM2.5 組成的霧霾，除了在冬季吹起東北季風時，大量的 PM2.5 霧霾會隨著從北方吹來的東北季風而襲向台灣，這是我們熟知的冬季沙塵暴，它最多停留個 3 到 5 天，大家忍一忍也就過了，但，那是 10 幾年前我們對 PM2.5 的認知。

其實最能感覺到差異的，應該是開車經過高速公路三義到泰安下坡路段時，幾年前仍然可以看見晴空萬里一片，但現在的能見度總是不好，搭高鐵也是一樣，到高雄的路上，霧茫茫的一片已經是司空見慣的事了，當然也有人說，台中市、高雄市早在幾年前就已經是霧霾之都了，曾幾何時，台北市也突然從一個藍天白雲的都市，變成了遍布霧霾的城市了呢？

10年內台灣空氣品質變化表

測項	PM_{10} (μg/ m³)	SO_2 (ppb)	NO_2 (ppb)	CO (ppm)	$O_{3,avg}$ (ppb)	O_38_{hr} (ppb)	$PM_{2.5}$(μg/m³)	
							自動	手動
	69～76 站次	69～76 站次	69～76 站次	69～75 站次	67～74 站次	67～74 站次	69～76 站次	30～31 站次
2008 年	58.9	4.55	17.49	0.50	29.24	46.51	33.7	-
2009 年	59.7	4.23	16.76	0.48	30.74	47.89	33.3	-
2010 年	57.2	4.32	17.53	0.50	27.94	45.26	31.2	-
2011 年	54.9	3.98	16.65	0.48	29.18	45.53	32.3	-
2012 年	51.2	3.44	15.41	0.47	29.42	45.41	28.4	-
2013 年	53.9	3.59	15.18	0.46	29.96	46.42	30.3	24.0
2014 年	52.9	3.54	15.24	0.45	30.17	46.86	25.1	23.6
2015 年	47.7	3.18	14.21	0.44	29.48	45.25	21.8	22.0
2016 年	43.5	3.03	14.11	0.43	27.92	43.03	20.9	20.0
2017 年	44.7	2.95	13.48	0.39	30.49	45.80	20.7	18.3

備註：

1.細懸浮微粒手動監測濃度，於101年11月29日起開始執行採樣，總測站數為30站次，2015年增加至31站次。

2.歷年自動監測站濃度總計測站數，2008～2010年為69站次；2011年為70站次；2012～2014年為74站次；2015～2017年為76站次。

3.2014～2017年細懸浮微粒自動數據係經過手動監測站迴歸式校正數值。

4.本表統計資料未扣除受境外汙染傳輸及特殊天氣型態影響之數據。

當然，我們可以說，摩托車是造成空汙的一個原因，柴油車也是一個原因，但是讓空氣品質在短短幾年間變得如此糟糕的原因是什麼呢？最核心的原因是林立的工廠跟火力發電廠。

很多人會說這類型的發電廠不是早就存在了嗎？是的，沒有錯，但我們舉個例子，林口發電廠其實真的也早就座落在林口了，很多人不知道的是，2016年10月，林口發電廠的第一個超超臨界機組才建好，2017年又完成了第二個超超臨界機組的組建，在很多人一直在關心著新北市深澳電廠設廠的問題時，幾乎沒有人知道林口電廠才正要再完成第三個

超超臨界機組。雖然超超臨界機組相較於舊式的燃煤機組是較為乾淨沒錯，但那只能稱得上是最乾淨的火力發電機組，並不是空氣清淨機，所以當機組的數量一多，一樣會造成嚴重的空氣汙染，這也是為什麼大台北地區會在這幾年開始逐漸變成一個霧霾之都的原因。

除了台北，我們以前會說台灣最適合人居住的地方是中部地區。但是現在很明顯的，空氣品質差太多了，像是台中火力發電廠就被直指是台中空汙的元凶，更讓當地居民頭痛的就是眼睜睜看著眼前4根煙囪不斷地湧出燃煤發電所產生的廢氣。若我們再深入一點往台灣的心臟地區走，一直以來我們對於南投埔里的印象是好山好水，但是如果你了解埔里的地形，就可以知道埔里其實是一個小小的山丘聚合而成的盆地，所以，一旦有了汙染的廢氣，就很容易從台中或是其他地方飄進來，而且很難再飄散出去了。

就我們所知，這些空氣汙染的指標主要是要觀察空氣中的懸浮微粒（$PM_{2.5}$和PM_{10}）、硫氧化物、氮氧化物、臭氧等為主的化合物濃度。只要是以燃燒的方式所排放出來的汙染

物，包括汽機車、工廠、火力發電廠所排放出的汙染廢氣，其中都含有PM$_{10}$以及PM$_{2.5}$等懸浮微粒，這些懸浮微粒多半由碳顆粒或是碳顆粒與重金屬汙染物焦結而成的化合物。

相信大家都聽過酸雨吧！硫氧化物（SO$_2$）和氮氧化物（NOx）是造成雨水酸化最主要的汙染物，台中的空汙組成大多是來自於發電廠燃燒煤炭所產生的汙染物，而高雄的空汙則大多是經由重工業所排放，只要是燃燒煤炭與石化燃料，硫氧化物就會伴隨著產生，所以高雄和台中嚴重酸雨的成因就是這麼來的。

此外，氮氧化物則是全台都有，因為是由汽機車等移動汙染源的排放為主。然而氮氧化物在高雄的電力業也排放不少，主因是高雄的大林和其他南部的發電廠都是「天然氣發電廠」，燃燒天然氣所排放的氮氧化物會比燃煤電廠所產生的高，儘管天然氣發電廠原生的懸浮微粒PM$_{2.5}$，或是生碳的排放較少，但是，其實很多人不了解，發電方式即使由燃煤改成天然氣，實際上並無法妥善的改變汙染源的問題，只是排放的汙染物由硫氧化物轉變成氮氧化物而已。

第二章

PM₂.₅ 對人體的傷害

　　這10幾年來，「空氣汙染」是全世界都很擔憂恐慌的議題，目前全球已有108個國家，共4千3百個城市加入世界衛生組織（WHO）所建立的空氣質量監測數據庫。根據WHO公布的報告顯示，全世界每年都有將近7百萬人死於空氣汙染，全球有超過90%的人正處於不同程度的汙染空氣中，然而，其中9成的死亡率都發生在中低收入的國家，尤其是亞洲和非洲。這些受空氣汙染所擾的國家裡，人口數在1千4百萬以上的大都市中，懸浮微粒濃度最高的前五名，亞洲就佔了四個名額，印度佔了兩個，中國大陸佔了兩

個，而全球 $PM_{2.5}$ 濃度最嚴重的地區，前十四名都是在印度。

| $PM_{2.5}$ 與我們的健康關係 |

目前在台灣和中國大陸，肺癌是十大死因之首。普遍民眾在過去的認知裡，肺癌大部分都是由吸菸所引起，也有可能是吸了二手菸、三手菸等等，但吸菸導致的肺癌只是肺癌的其中一種，事實上肺癌分成很多種類。也許你曾在新聞上聽過「肺腺癌」這個耳熟能詳的癌症，此類型的肺癌通常是由 $PM_{2.5}$ 和霧霾所引起的，由於受汙染的空氣中含有的懸浮微粒之粒徑非常小，不僅可以進入肺部的表面，還能進入到支氣管的最末端，不斷累積沉澱。所以，呼吸受汙染的空氣和吸菸不一樣，髒汙黑濁的部位是支氣管，而不是肺部表面，雖然表面上看起來不像吸菸者的肺那般可怕，但致死率卻比吸菸導致的肺癌高很多。

根據健保資料庫的統計，近幾年的健保醫療所支付的前二十大疾病裡，其中與 $PM_{2.5}$ 相關的，在2014年僅肺癌而

已，花費74億2190萬元，2015年入榜者雖然被換成呼吸系統相關疾病，但醫療費用卻大幅上升至162億1800萬元，在2016年中，除了呼吸系統相關疾病，更有呼吸和胸內器官惡性腫瘤、慢性下呼吸道疾病等3項新增入榜內，總共花費健保醫療費用高達292億元，比起2014年整整多了3倍之多。

而在2015年全球5640萬個死亡案例中，與PM$_{2.5}$直接相關的死亡人數大約在7百萬左右，但若涵蓋了間接相關的疾病，包括缺血性心臟病、中風、下呼吸道發炎、慢性肺部阻塞、肺癌、肺腺癌等等的話，死亡人數便高達2305萬人。

大多數受空氣汙染的城市都集中在亞洲和非洲一些經濟比較落後或是對環境保護不夠重視的國家，如前面所說，肺腺癌跟PM$_{2.5}$息息相關，此證明在亞洲國家裡表現得最明顯，10年前罹患肺腺癌的人大概在50歲左右，但在近幾年來隨著PM$_{2.5}$的濃度逐年提高，罹患肺腺癌的年齡層有逐年下滑的趨勢。

從2015年起，人們開始意識到霧霾的危害性，柴靜製作的紀錄片《穹頂之下》，在中國投下了前所未有的震撼

彈，而後環保部在同年8月，公布了號稱史上最嚴的「大氣汙染防治法」，為治理空氣汙染提供了最直接的規範，以中國經濟最發達的城市上海為例，他們分析出上海最大的汙染源，分別來自於工業跟汽車所排放的汙染廢氣。最近，中國全面進行各種懸浮微粒包括$PM_{2.5}$和PM_{10}的防護措施，並建立了明確且完善的監控制度，之後陸續關閉了1萬多家違法或對環境具有危害性的企業，加大對違法排放空汙廢氣之企業的懲處力度，累計罰金更超過4.77億人民幣，另外也淘汰了40多萬輛老舊跟黃標車輛，大力推廣新能源車。

| $PM_{2.5}$ 就是個混合物 |

$PM_{2.5}$的致病性之所以難以釐清，就是因為$PM_{2.5}$是一個混合物，其中的有毒物質包含很多種，而且根據不同的生產來源就會有不同的組成成分，大略可以分為：

1. **有機化合物**：$PM_{2.5}$中的有機物有數百種，包括多種的多環芳烴（PAHs）、單環芳香烴（MAAs）及其衍生物和含氧

50

雜環化合物等。

2. **金屬元素及其化合物和放射性物質**：它們可引起各種金屬中毒和放射性汙染。

3. **硫化物與SO_2**：它們能夠削弱肺功能，並會出現上呼吸道感染和眼刺激症狀，濃度過高時會引起急性氣管炎、肺水腫和呼吸困難。

4. **硝酸鹽化合物和NO_x**：它們能刺激呼吸道而導致黏膜水腫、分泌物過多以及削弱吞噬細胞的功能。它們進入血液循環系統，會改以硝酸或硝酸鹽的形式引起其它器官如心臟、肝臟和胃的受損。

5. **硅酸鹽和SiO_2**：吸入過量，它們能使肺局部纖維化，引起肺矽病。

6. **生物氣溶膠**：各種病原微生物（細菌、病毒和真菌）是鼻黏膜充血、鼻甲腫大、咽充血、過敏性鼻炎及肺功能障礙的主要危險因素。植物花粉和孢子會引起部分人的過敏反應，過敏症狀包括打噴嚏、流淚、鼻塞、眼鼻搔癢、哮喘

和皮膚炎等，甚至會發展成為肺氣腫、肺心病等。

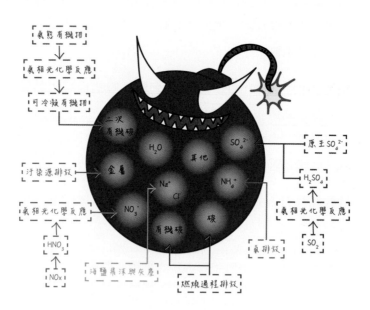

PM₂.₅ 成分示意圖。

細懸浮微粒PM2.5主要是經由呼吸道進入我們的身體，也有一小部分會透過飲食而由消化系統進入，或者是透過皮膚接觸進入人體。PM2.5被我們吸入體內後，因為它的粒徑很小，在體內被清除的機率很低，停留在身體的時間相對就很高，而也因為粒徑很小，所以不會刺激我們的肺部纖毛以及上呼吸道的排外機制，再加上它的小體積，很容易就可以抵達我們的肺部深處，穿過我們的肺泡細胞和肺泡上的微血管管壁細胞，進而直接穿透至我們的血液循環裡，造成可能的心血管疾病。

因此，一般來說，粒徑越小，沉積地點就越深層，所需的清除時間就越長，如此一來，這些有毒致癌物也就越容易滯留在人體內造成更多的危害。

我們實驗室分別在2011年、2012年、2015年及2017年在毒理學界的指標性期刊《毒理學》（Toxicology）、《公共圖書館期刊》（PLoS ONE）、《心血管毒理學》（Cardiovascular Toxicology）和《毒理科學》（Toxicological Sciences）上發表6篇學術論文，證明在吸入比細懸浮微粒PM2.5還更小的粒

53

子：$PM_{0.1}$超細懸浮微粒（Ultrafine PM），較容易進到肺泡區域被人體吸入，隨後可經由細胞吞噬作用，或滲透細胞與細胞間的黏附連結，穿過肺部進入血液循環直達身體其他部位，引發一連串的肺部及心血管病變。

有3種致病機轉已被提出，第一種是超細懸浮微粒可以刺激肺部的神經元進而影響中樞神經及心血管之自律功能；第二種被吸入的微粒穿過肺泡，進入循環系統而到達人體器官，引起後續發炎反應；第三種是被吸入的細懸浮微粒在肺部引起急性之發炎反應，刺激細胞介素等物質之分泌，造成一連串放大效應及發炎反應，使得肺部發炎症狀更加惡化並引起心血管疾病，甚至是使肺氣腫、塵肺症、肺癌的發生率增加等。而其中，有好幾個汙染物在2012年已被國際癌症總署（IARC）列為人類致癌物，包括柴油廢氣（細小碳粒）、氮氧化物、硫氧化物、一氧化碳、多環芳香烴化合物及其他含鹵素有機化合物等等之組成。

| PM$_{2.5}$ 致病的原因 |

知道了PM$_{2.5}$對人體造成的影響之後，我們就來簡單地說一下從化學家的角度來看，到底PM$_{2.5}$是怎麼造成傷害的，它的機制是什麼？

懸浮微粒的粒徑大小、濃度、暴露時間決定了對人類和動物的危害程度；懸浮微粒的粒徑和沉降狀態與其對上呼吸道的傷害有關，其中的PM$_{10}$若是人為汙染源產生的粒子或自然界霧霾，則易沉降，而且容易被阻留在鼻腔和口腔內；而粒子更細緻的PM$_{2.5}$或甚至是PM$_{0.1}$，因為它們和PM$_{10}$在相同總重量的比較之下，其表面積夠大，故粒子表面所吸附的有毒致癌物就更多。PM上的有毒物質主要是經過複雜的化學反應，包括轉化、凝聚、吸附而形成，另外，太陽光輻射也會影響PM$_{2.5}$上的有毒物質分布，其中有些有機成分在有氧的情況下，經過光輻射線照射之下，能讓有毒物質形成過氧化物而成為具有很強的光致毒效應之致癌物，相對的，這類型的PM$_{2.5}$對細胞的毒性也會更強。

另一方面，生物學家利用不同粒徑大小的懸浮微粒（PM_{10}、$PM_{2.5}$、$PM_{0.1}$）對大白鼠的肺進行暴露實驗，之後再觀察它的毒性效應，結果發現，在暴露細懸浮微粒（$PM_{2.5}$）的大白鼠受到最大的傷害，肺損傷也最嚴重。而$PM_{2.5}$酸化的程度也會嚴重影響$PM_{2.5}$的毒性，當空氣中硫化物和氮化物被氧化並與水作用形成硫酸煙霧和硝酸煙霧時，其毒性會比原來尚未被酸化的$PM_{2.5}$高出許多倍。這些懸浮微粒除了含有很高量的硫化物SO_4之外，也會含有重金屬和小部分的酸性物質，當這些$PM_{2.5}$溶於高度含水的空氣中之後，大白鼠肺部受到的傷害會減小，這確實表示，雖然$PM_{2.5}$的表面有高濃度的化學有毒物質，它會對動物體產生莫大的損壞，但若酸性物質、硫化物等被溶出並離開了$PM_{2.5}$的表面之後，這類型的$PM_{2.5}$對生物體所造成的傷害會減輕。

　　雖然對生物體吸入空氣時的傷害是減輕了，但我們有沒有想過，這些酸化物溶到雨水裡，對我們所造成的影響真的消失了嗎？真實案例就像是數年前高雄林園的酸雨事件一

樣，大家想一下，這些pH值4.0的雨水不會莫名其妙就從天而降的，非常非常大的可能是人為空汙所造成的酸雨事件！

| PM$_{2.5}$ **對人體危害有多大？** |

我們知道懸浮微粒可依粒徑由大到小分為：可沉降於鼻腔、可沉降於呼吸道以及可沉降於肺泡細胞，氣動粒徑為10～100微米的微粒，在短時間內會沉降下來而不易被人體吸入，即使吸入了人體也會被鼻腔絨毛和黏液阻擋，沉積在鼻腔內並容易被去除，對人體危害較小。PM$_{10}$為可吸入性的懸浮微粒，可進入人體呼吸道並沉積在氣管、支氣管，對呼吸道造成傷害。而PM$_{2.5}$粒子比較小，為可呼吸性懸浮微粒，能輕易通過人體鼻腔絨毛區和氣管纖毛黏液等呼吸道的防禦機制，並進入支氣管以及肺泡，對健康造成嚴重的影響，其影響包括引發呼吸道疾病、慢性支氣管炎、肺癌和心血管疾病，對於孕婦更可能造成新生兒早產和影響認知系統的發展，以及誘發慢性病的發病率，嚴重者將會導致死亡。

世界衛生組織（WHO）亦指出全球每年約有3%及5%的心肺疾病與肺癌可歸因於PM$_{2.5}$的暴露，全球每年約有7百萬人因暴露於汙染空氣中而死亡。另外，細微粒成分中的硫酸鹽等酸性氣膠更具危害性，美國國家空氣汙染控制署（National Air Pollution Control Administration）指出，酸性氣膠粒徑大都小於2.5微米，可經由呼吸而沉積在下呼吸道及肺泡中，會直接減低或破壞肺臟及呼吸道的功能，進而影響人體健康。這些酸性氣膠可能對高敏感族群，如老人、小孩及呼吸道疾病患者構成威脅，就像是前一章所提到的，1952年12月英國倫敦的霧霾事件（London Great Smog），其造成的超額每日死亡率及每日住院率被認為與酸性氣膠有極大的相關性。

目前，國內外對PM$_{2.5}$的公共衛生調查、細胞與動物毒理學試驗和人體臨床觀察研究都說明了：PM$_{2.5}$對人類健康有著明顯的直接毒害作用，會引起呼吸系統、心臟及血液系統、免疫系統、內分泌系統、生殖系統等等的損傷。

再更深入的去釐清致病的原因才發現，PM$_{2.5}$對人體的

危害程度，幾乎百分之百都是取決於PM₂.₅自身的物理性質以及它的來源。

這話怎麼說呢？

PM₂.₅致病的原因真的很複雜，除了人體本身的生理狀態、年齡層、營養狀況之外，還包括了PM₂.₅的組成成分、濃度、沉降狀態、粒徑大小、吸濕性、可溶性、環境溫度、濕度、酸鹼值等，然而，以一般生物統計的角度來說，PM₂.₅自身所含的化學成分和它的粒徑大小仍然是主要的致病因子。

對呼吸系統的影響

PM₂.₅會增加呼吸道疾病惡化及死亡率，其會引起下呼吸道發炎、影響肺部的功能、引發氣喘惡化以及形成慢性的阻塞性肺病，甚至嚴重的話可能會產生肺癌。

PM₂.₅從呼吸道轉移到肺泡後進入體內的過程有以下幾種方式：

1. 通過呼吸道纖毛——黏液運動排出體外或進入消化系統。

2. PM$_{2.5}$被肺泡巨噬細胞吞噬後進入淋巴系統，再由淋巴液帶到淋巴結，最後被排除掉，或者長期滯留在肺間質並形成肉球狀結構。

3. 小部分的PM$_{2.5}$穿過肺泡進入血液循環中，進而到達其他器官。

　　懸浮微粒進入上呼吸道後，大部分可被呼吸道表面的纖毛——黏液層黏附或清除，但過多的較細小微粒容易沉積在氣管組織之間，這對呼吸道容易產生刺激，當刺激久了，刺激時間長了，就容易導致呼吸道的平滑肌收縮減緩，平滑肌的反應相對就會變得較為遲緩，對於那些已經罹患慢性支氣管炎、肺氣腫的病患來說，對外來有害物質的反應能力下降、清除能力減弱，反而更容易使較多的懸浮微粒包含PM$_{2.5}$穿過下支氣管而進入肺部深處，如此一來的惡性循環下，更加重了對肺功能的損害。同時，PM$_{2.5}$與肺組織的細胞接觸後，也會透過其成分上的腐蝕性化學物質，產生毒性作用對肺組織造成損害，導致細胞發生本質上的病變。

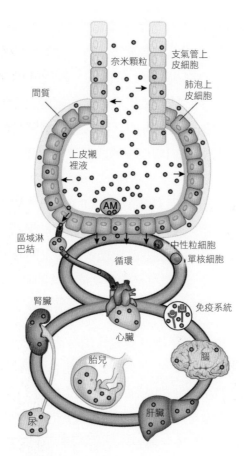

PM2.5 可以進入人體內各個器官。

機制上來說，空氣汙染專家帕哈拉（Prahalad）教授研究指出，在 $PM_{2.5}$ 的刺激下，會增加肺部的中性粒細胞聚集，而另一位隆夫瑞（Longphre）教授的研究則認為，在 $PM_{2.5}$ 的刺激下，肺上皮組織分泌的細胞激素及抗菌蛋白等會明顯的增加，另一方面，我的實驗室團隊的研究也證實了 $PM_{2.5}$ 可使肺部組織液中的成分發生改變、中性白細胞增多，以及一系列的生化指標：乳酸脫氫酶（LDH）、酸性磷酸酶（ACP）、鹼性磷酸酶（AKP）和唾液酸（SA）等大量增加，這表示，吸入 $PM_{2.5}$ 後肺部發炎的機率要比沒有吸入 $PM_{2.5}$ 的人來得高，這些改變顯示了，在接觸 $PM_{2.5}$ 後的肺組織細胞明顯受損以及肺部防禦功能大大的降低了，而慢性支氣管炎（COPD）和氣喘可能因此而生。

　　這些 $PM_{2.5}$ 除了本身具有自由基活性之外，它們還可以作用於氣管上皮細胞、血管內皮細胞和組織間質的巨噬細胞上，使它們產生細胞內部的活性氧化壓力。這些不正常的氧化壓力，會激發肺部細胞的脂質過氧化反應，讓體內氧化還原的系統失去平衡，導致肺功能下降、肺氣腫、肺纖維化、

慢性的阻塞性肺病，甚至是肺癌等等的肺部疾病。

對免疫系統的影響

其實PM$_{2.5}$的研究是很難進行的，為什麼呢？因為PM$_{2.5}$不像是藥物或化學藥品之類的化合物，具有很明確的結構組織，使得在做研究分析的時候，可以很清楚地知道這些化合物去哪裡了，跟什麼器官或細胞發生交互作用。而懸浮微粒，尤其PM$_{2.5}$是個多種多樣的混合物，在做研究的時候就很容易觀察到一個非特異性的反應，也就是引發免疫反應。意思就是，只要這種混合物進到體內，因為它沒有專一性，所以在體內第一線跟它發生反應的就會是我們的免疫細胞了。在人體的第一道防線中，PM$_{2.5}$讓我們的免疫系統發生反應的症狀，皆屬於輕微的症狀，包括眼睛乾澀、鼻子癢、鼻子過敏、打噴嚏、流鼻水、咳嗽、發燒或頭痛等類似感冒的病徵，雖然這些症狀非常類似感冒的病徵，但，起因不是我們一般所認知的病毒或細菌感染。

近20年來，已經有許多的研究（包括我們實驗室的數

據）都認為，PM2.5進入肺部後，肺泡上層的白血球會將整個細懸浮微粒吞噬到細胞體內，並同時會先分泌釋放出一些細胞激素（Cytokines）和促發炎因子（Pro-inflammatory factors），雖然分泌的量不多，但這些只是初期分泌出用來當做前驅物使用的步驟。當然，這些什麼激素、因子的，都不是好東西，然而少量的它們雖不致於會作亂，但它們會與沉積於肺部的PM2.5進一步聯手去作用在肺組織的上皮細胞、成熟纖維母細胞、血管內皮細胞等地方，等PM2.5上的毒化物開始攻擊細胞表層的狀況發生時，白血球就會分泌超級大量的細胞激素和促發炎因子，這時候的這些超量激素與因子就不是在開玩笑的了，它們會使各種會引發發炎症狀的細胞聚集，而慢性支氣管炎、慢性的阻塞型肺病、肺炎也就是這樣開始發生的。研究也發現，長期暴露於PM2.5汙染空氣的台灣民眾有著較高的白血球數及單核白血球數，這意味著PM2.5確實能引發身體長期的發炎反應。

但近期有一篇文獻指出，一旦吸入的PM2.5在肺部停留的時間久了，這些PM2.5可能會營造出一個「體內共生現象」

的生活狀態，讓我們的白血球產生一種假象，覺得PM2.5就像是自家人一般的親切，使得這些白血球缺乏戰鬥力、吞噬功能下降，變成一群失去鬥志的白血球。這時候，這些白血球的存活率就會下降，並出現細胞凋亡（Apoptosis）的現象，另外也會降低白血球的活性，進而降低自身可活化免疫活性的功能以及辨識組織中的外來物質，這時候就會降低肺部特異性淋巴細胞的免疫能力，而導致肺部的防禦力低落，當外來物質進入或是細菌感染的時候，就很容易罹患局部肺炎。

另一方面，PM2.5也會造成特異性免疫功能失調，這些免疫功能不全是發生在肺部，有時候是發生在皮膚、生殖或是內臟系統。

免疫反應的核心步驟是免疫細胞增生，而PM2.5會藉由影響免疫細胞增生來影響人體的免疫功能。免疫細胞的增生是由骨髓、脾臟和淋巴系統負責，而免疫細胞的成熟化則是反映免疫功能是否健全的一個指標。有研究指出，汽車排放的PM2.5會抑制體內鈣離子的平衡，因為鈣離子很重

要，一旦失衡，人體器官的其中一項內部調節機制——鈣離子濃度的信號傳遞路徑就會失調，這不只是讓小朋友長不高這麼簡單，甚至是會影響免疫細胞中 T 細胞和自然殺手細胞（Natural killer cell, NK cell）成熟化，並使之運作異常，如此一來，T 細胞跟 NK 細胞在我們體內的功能就無法正常運作，免疫力自然就下滑了，而體內的免疫力下降，其他的外來物自然而然就很容易入侵到我們體內，造成疾病。然而，更讓人擔憂的是，這個引發免疫不全的現象竟然會和我們無時無刻都在吸入的 PM$_{2.5}$ 之濃度呈現正相關性！

就機制上來說，免疫 T 細胞和 NK 細胞在我們身體裡一直都是扮演調節和監視的角色。當這些 PM$_{2.5}$ 接觸到我們的身體時，PM$_{2.5}$ 可透過干擾白細胞介素（IL-2）接受器來影響此接受器所調節的細胞信號，並且進一步透過抑制 T 淋巴細胞產生 IL-2，來降低 NK 細胞的活性。尤其是 PM$_{2.5}$ 中含有一大堆的重金屬元素，包含鉛、鎳、砷、鋅等，它們會使我們皮膚表層的免疫功能受到抑制，如此一來，就很有可能像 PM$_{2.5}$ 進到我們的肺部深處一樣，容易引發免疫失調的症狀。

　　皮膚上的免疫失調其實很容易發現，皮膚過敏、皮膚癢、紅腫、毛囊發炎、異位性皮膚炎甚至是皮膚老化的狀況都是皮膚免疫力下滑的現象。所以請記住我們上述所說的機制，如果你想讓膚況穩定、皮膚不易老化，就要非常注意周遭暴露的 PM₂.₅ 濃度不能太高，否則，用再多的護膚品跟保養品其實都是沒用的。

致癌的效應

　　既然懸浮微粒是由粒徑大小來區分，而我們也知道了懸浮微粒其實就是混合物，它會因不同時間、季節及地點而有不同的組成。例如台北市清晨及夜晚的 PM₂.₅ 或是同一時間台北市與台中市的 PM₂.₅ 其內含物就不一樣，但都是含有對人體有害的物質。國際癌症研究中心組織（International Agency for Research on Cancer, IARC）認定，PM₂.₅ 不只含有香菸燃燒後的成分，多環芳香烴（PAHs）和重金屬等各種致癌物也是不少，事實上它本身就已經被列為是一種致癌物，而且還是一級致癌物，不但會損害我們的遺傳物質

DNA 和干擾細胞正常分裂而造成癌症之外，同時也會破壞蛋白質，引起基因突變和畸胎。

　　越來越多研究發現，PM$_{2.5}$造成的癌症種類繁多，包括肺癌、肝癌、乳癌、腎臟癌、膀胱癌、腦癌……等等，其中肺癌是台灣人民健康的頭號殺手，死亡率最高，每年新增的病例超過1萬名，這些病患當中，肺腺癌佔了6成。根據衛福部的統計，台灣抽菸的人口數正在逐年減少，但肺癌的發生率卻仍持續增加，特別是不抽菸的女性人口，且近幾年來肺癌的組織型態也從與抽菸相關的小細胞肺癌及鱗狀上皮癌轉變為以肺腺癌為大宗。許多研究都證實，肺腺癌症患者如果長期暴露在PM$_{2.5}$濃度35μg/m^{3}以上環境中，症狀容易惡化，死亡率也會增加，但令人擔心的是，根據環保署2016年空氣品質監測年報資料指出，台灣地區PM$_{2.5}$濃度超過40μg/m^{3}的天數增加，我相信這個事實對於一般肺腺癌的患者來說，應該不是件好事。而且PM$_{2.5}$濃度偏高，也會增加呼吸道過敏、氣喘、支氣管炎等疾病的風險，罹患肺腺癌的患者其呼吸功能原本就比一般人還要差，如果又處於空汙環

境中，病情更容易惡化，同時也會影響治療的效果。

　　台灣針對不吸菸的女性肺癌族群及她們居住地的PM2.5空汙分布情形進行交叉比對研究，分析發現暴露的PM2.5濃度每上升10μg/m³，女性肺癌死亡率就會增加16%，更讓人驚訝的是，其中有1/9的女性肺癌死亡病例與PM2.5的暴露有直接關連。除了肺癌之外，分析的數據也發現，自2001年起至2015間的膀胱癌病例中，台灣北部的男性膀胱癌死亡率也與暴露PM2.5的濃度與時間長短有正相關的趨勢。

　　若我們深入的探討PM2.5致癌的機制，不難發現，無論是哪一種癌症，PM2.5的致癌模式其實都大同小異，均可歸咎於其複雜的化學組成成分或是它所含有的活性氧物質自由基，可直接損害遺傳物質造成基因突變，進而造成致癌基因活化、抑癌基因失去活性、遺傳物質改變……等等，後續的結果就是細胞自身會產生一些不正常的細胞生長因子，會導致細胞週期失去正常調節，讓不正常的、基因突變的細胞大量複製，並進行細胞分裂後增加壞細胞的數量而形成腫瘤。另外也有一篇針對年輕志願者的人體進行研究則證實，長期

暴露於PM2.5會導致人體內基因小片段的斷裂，也可能是與其致癌的原因有相關。

對心血管系統的毒性作用

PM2.5表面所含有的毒性化合物其實種類非常的多，前面的部分我們也已經提過了，姑且不論這些化合物到底長什麼樣子，它們都有一個共通的特性，就是會引發釋放自由基，造成氧化壓力，進而引發過敏、發炎反應。這些反應對人體造成的損傷可大可小，輕的話，在短期內，還真的看不出來會有什麼異樣，這也就是為什麼很多民眾會對PM2.5無感的原因之一，但若嚴重的話，會在短期內引起肺部的肌肉組織纖維斷裂，引發肺氣腫並導致局部纖維化變異，因而使得肺泡受損，如此一來，氧氣在肺泡內擴散交換的效率就會下降，這就表示，氧氣不容易進到血液循環中，會引起低氧血症。另一方面，肺泡壁組織的纖維化，會讓這些變異的肺泡組織增生、變性，損害肺泡壁上的微細血管，如此一來，可能會導致肺小動脈和肺小靜脈狹窄阻塞，肺部血管內的阻

力就會增加，而肺動脈壓也就跟著升高了，這時候心臟就會需要更大的力量去推動血流的運行，右心室自然而然就會出現肥大的現象，最終導致肺性高血壓和心室肥大等疾病。

此外，PM2.5 進入到肺部深處之後，我們的身體也會開始做出相對應的防護措施，除了免疫系統的巨噬細胞之外，肺泡上皮細胞和微血管內皮細胞便會執行一個叫做「吞噬作用」的動作，目的就是為了要把外來的有毒物質透過細胞內部的消化系統來清除掉。一般來說，細菌、真菌甚至是花粉等這些生物等級的外來物都可以透過吞噬作用被我們細胞內部的溶酶體給分解掉，讓這些外來物無法輕易的進到其他組織去為所欲為。這聽起來讓我們覺得即使 PM2.5 進到我們的肺泡，它也是會被我們的細胞吞噬，然後分解掉，對吧！？聽起來是這麼回事，而且有很多的科學研究報告也都是這麼說的，但是，千萬不要忘記一件事實，那就是 PM2.5 是混合物！這代表了一個重要的含義就是：我們的細胞無法分解有機物，無法分解重金屬，也無法分解自由基。

2017 年一篇發表在《國際期刊毒理科學》（Toxicological

Sciences）的文章指出，細胞內部有一系列負責細胞吞噬的蛋白質，它們原本的功能是要保護微血管細胞抵抗外來物，但是，偏偏PM$_{2.5}$是那一個無法被細胞完全分解的物質，所以當細胞一旦接觸到PM$_{2.5}$之後，這個保護機制，只會執行半套，這時細胞只能把PM$_{2.5}$一直往細胞內部吞，但卻無法分解，導致最後細胞吃了過多的PM$_{2.5}$之後，就撐死了！在這個最後撐死的過程中，PM$_{2.5}$非常的惡劣，它在細胞吞噬它的這段時間內也沒閒著，它會促進細胞分泌自殺激素，讓細胞名正言順的走向死亡。這個現象若是發生在肺泡區域，肺部上皮細胞、纖維細胞就會纖維化，肌肉細胞也會纖維化，而血管內皮細胞則會死亡和硬化，在肺泡產生自由基造成病變的機率就會增加，血管硬化的風險也會越來越高。

此外，雖然看完上述，我們都知道PM$_{2.5}$可以穿過人體呼吸系統的屏障，但大家都不知道這個機制是由我們實驗室發表的6篇論文中才完全釐清出這個真相的。我們發現PM$_{2.5}$會間接破壞肺泡微血管細胞與鄰近細胞之間的黏合連接處上之黏附橋樑蛋白質，屏障破壞後，就可以提高微血管外

壁到內壁的通透率，干擾肺部的氣體交換，使得血管外部的PM2.5可以輕輕鬆鬆地進入到肺組織內部，甚至是微血管內壁，因此，PM2.5就堂而皇之的在肺泡深處沿著被破壞的血管管壁滲透進我們的血液循環系統中，進而傳遞到其他器官，當然疾病就因此隨之而來了。

PM2.5表層的苯類、酚類化合物能在進入血液循環後產生血液內毒性，可直接破壞細胞、抑制細胞分裂，進而對骨髓造血細胞產生損害。這些毒化物又可以與血紅蛋白結合，或者是與造血因子和血液內的蛋白成分進行化學作用，破壞其功能，降低血液內攜帶和運送氧氣的能力。另一方面，進入血液循環後的PM2.5，會促進免疫細胞釋放「很多」細胞激素跟促發炎因子，這些釋放出的激素和因子會激活血液裡的白血球，讓白血球轉型成極具破壞力的白細胞，這些細胞在血液中大量累積之後，會開始形成局部的血塊，小的血塊會使得我們的血液流動性降低，而大的血塊就很容易形成血栓，讓我們的血管淤積、阻塞、發炎，而造成動脈斑塊沉積、動脈粥狀硬化、心臟病、心律不整、冠心病、心肌梗

塞、缺血性心臟病、中風等等疾病的風險就會相對大增，有一篇發表在《Lancet》雜誌上的文章就有統計說，預估近3年，每年均約有百萬人因PM2.5所引起的心血管疾病而死亡，這是一個多麼可怕的事實！

關於室內空氣品質優劣對我們是否造成負擔？最近也有發表一篇文章特別強調，長期待在室內，空氣品質好壞其實對健康是有很大的影響，研究針對2百位台北市家庭主婦持續追蹤1年，觀察使用與未使用空氣清淨機來過濾室內的PM2.5及揮發性有機混合物（Volatile Organic Compounds, VOCs）對於心血管疾病發病的影響，其中發現未使用空氣清淨機的這組中血壓明顯較高，血中高敏感性C反應蛋白及纖維蛋白原的量也會上升，並呈現較高的體內氧化壓力表現。由此可知，長期使用空氣清淨機可以降低室內PM2.5誘發的全身發炎反應及體內氧化壓力的發生，但換個角度來說，即使是室內的PM2.5也確實會導致血栓的生成，而且會讓血壓上升並增加心血管疾病發生的風險。

|肺功能不佳的高危險群，請注意！|

肺功能不佳的人都會是PM2.5的高危險群。首先，我們就先要說一下肺功能不佳的定義是什麼？它絕對不只是老年人的事，雖然一般來說好發群是從45歲起至65歲不等，而70歲是一個肺功能不佳的高峰期，但因目前環境和飲食問題層出不窮，肺臟的防禦力有逐年下滑的趨勢，再加上空氣品質劣化和個人生活習慣差異的緣故，發生肺功能不佳的民眾年齡層已降低至30歲左右，甚至有更年輕化的趨勢。

老菸槍

尤其是對於那些超過20年菸齡的老菸槍們來說，暴露過量的PM2.5等於同時在吸雙份二手菸一樣，形同在自殺！

根據統計，從2002年以來，菸害導致全球死亡人數增長近3倍，每年全球平均已有6百萬人死於菸害，平均每5.3秒即有一人死於菸害，使用菸品者平均壽命減少約15年，若菸害未能加以控制，至2030年，每年將有8百萬人死於吸

菸相關疾病。美國癌症協會表示，全球有8億男性和2億女性有吸菸的習慣，其中約20%是抽菸超過20年的老菸槍。若把這20%的老菸槍人口比例與全球$PM_{2.5}$的分布來做重疊比對，我們可以發現一個顯著的事實，就是肺癌的發生率顯著增加。雖說香菸致癌是大家已知的事，一般來說長期抽菸致癌而死亡的機率仍一直維持在30%左右，但可想而知，菸草中含有超過93種已知的致癌物，若再加上$PM_{2.5}$內所含有的致癌物，預估這加成作用將會使肺癌的發生率大大提升至5成。

　　若是口腔癌或食道癌，吸$PM_{2.5}$後再抽菸、喝酒、嚼檳榔，至少罹癌的機率也比一般民眾再高出2成。此外，二手菸暴露問題對肺功能不佳的高危險族群所造成的影響也不容小覷，特別是家庭二手菸的暴露。根據國民健康署調查資料顯示，台灣女性在室內二手菸暴露率在2009年曾一度從2008年的26.3％降至17.8％，但其後又上升到2014年的28.5%。長期在室內暴露二手菸的肺功能不佳患者，不僅會造成如過敏、氣喘、支氣管炎和肺氣腫的胸腔問題和心臟病

外，淋巴瘤、大腦與中樞神經系統病變、肝母細胞瘤等皆有可能會發生。

弱勢族群

　　弱勢族群包括老人、幼童與孕婦，當他們吸入PM2.5後，這些PM2.5理論上應該會累積在呼吸與心血管系統中，進而引發許多疾病，這與一般非弱勢的族群沒有什麼差異，但不同的是，弱勢族群發病的機率卻比非弱勢族群還要高10倍以上。

　　以氣喘跟過敏為例，以一般人而言，粒徑較大的懸浮微粒可被鼻毛阻擋、掃除，也可透過咳嗽排出人體，但對於弱勢族群而言，因為抵抗力和自身排泄能力較差，只要一接觸到PM2.5就很容易黏附在上呼吸道，刺激上皮黏膜組織，這時候就會引發過敏性鼻炎，症狀包括容易打噴嚏、流鼻水、鼻塞、眼睛發炎、易流淚、鼻子和喉嚨發癢、咳嗽等等。另一方面，PM2.5也很容易隨著人體的呼吸而沉積在肺部的下

呼吸道處，甚至直接在肺泡上沉積下來，損傷肺泡和黏膜，氣喘就因此被引發出來了，若嚴重的話，可能會比一般族群的人更容易引起肺組織慢性纖維化、慢性支氣管炎，或是導致各種的心血管疾病、中風等病變，均可能會危及生命安全。

此外，如同紀錄片《穹頂之下》的背景：

2013 年初，前央視主播柴靜懷孕，而她尚未出生的孩子卻被檢查出患有良性腫瘤，出生後需要手術去除，但造成良性腫瘤原因未確認，懷疑可能是因為當時北京空氣汙染嚴重的問題，此嚴重的打擊，使得柴靜開始著手對霧霾的影響與背景進行調查。

由此可知，孕婦當然是在PM2.5的環境下極其弱勢的一環，腹中的胎兒亦然，而且危險的是，孕婦若暴露於高量的PM2.5，不僅是媽媽本身，同時也很容易會造成媽媽與胎兒永久性的傷害，因此，我們可以歸納以下幾點來說明可能造成的影響：

對孕婦方面：

1. **嚴重危害孕婦呼吸道健康**：容易誘發哮喘、過敏性疾病、鼻炎、肺炎等疾病。

2. **降低孕婦免疫力**：在懷孕期間，孕婦暴露於PM$_{2.5}$容易引發感冒發燒，不僅危害自身健康，更對腹中的胎兒有致命性的傷害。

3. **增加心臟的負擔**：高濃度的PM$_{2.5}$會造成並加劇孕婦呼吸困難、胸悶氣短等孕期症狀，加重對心臟的壓力，更易讓孕婦罹患妊娠心臟病與高血壓。

4. **影響孕婦情緒**：懷孕過程中孕婦情緒波動較大，嚴重的PM$_{2.5}$會加劇不良情緒的發生。

5. **使母體本身的健康受到嚴重的威脅**：長期處於受PM$_{2.5}$汙染的環境下，孕婦會更容易患上其他的呼吸、心血管、免疫、生殖系統的疾病。

對胎兒的方面：

1. 早產兒發生率增加。

2. 延遲胎兒生長發育，體重過輕，甚至可能造成死胎流產。

3. 出生胎兒容易出現唇顎裂、心臟瓣膜缺陷的可能性會比正常的寶寶高出3倍之多。

4. 胎兒神經發育較遲緩，智商也偏低。

5. 胎兒成年後較易罹患失智症、阿茲海默症、帕金森氏症等退化性神經疾病。

6. 胎兒罹患慢性肺炎、心臟病、感冒、過敏或氣喘的機率較高。

　　所以對於那些肺功能不佳高危險族群而言，若自身不自知，卻同時呼吸著高濃度的PM$_{2.5}$，癌症、心臟病、中風及慢性肺部疾病等就會伴隨而來，而且發生率直線上升。而有肺功能不佳的民眾也容易出現慢性咳嗽、呼吸困難、濃痰、運動易喘、喘鳴與胸悶等症狀。

　　如何判斷自己的肺功能好不好？其實可以在家進行一些簡易的判斷肺功能強弱的試驗，下面介紹4種簡易的自我判斷方法：

1. **吹火柴法**：點燃一根火柴，盡力去吹，如果距離嘴15公分吹不滅，說明肺功能可能有問題，如果是距離5公分還吹不滅，這代表說明肺功能極差，須儘速就醫。

2. **爬樓梯法**：用不疾不徐的速度一口氣爬上3樓，不感到明顯氣急與胸悶，說明心肺功能良好。

3. **憋氣法**：深吸氣後憋氣，能憋氣達30秒表示心肺功能很好，能憋氣達20秒以上者也不錯，若低於10秒的人，就可能需要儘速就醫。

4. **原地跑步法**：原地快速空跑一陣，讓心跳增快到每分鐘100至120下，停止活動後，持續深呼吸3分鐘，如果心跳能在運動後6分鐘內恢復至運動前的心跳頻率，說明肺部功能正常。

這4種簡易方式一旦測出來發現肺功能不佳，再加上平時經常有咳嗽等症狀，最好還是諮詢胸腔科或心臟科醫生。但如果不想等出現肺部疾病之後才後悔，其實隨時隨地都可以養肺，以下有幾個方法可以試試看，但切記，就算運動也好，吃健康食材也罷，呼吸真正新鮮乾淨的空氣才是王道。

1. **自主清潔**：可在每天早晚空氣清新的地方持續深呼吸3至5分鐘，之後自主性的咳痰或咳嗽，可清除積存一天的痰液和一些髒東西，保持呼吸道的清潔衛生。

2. **補充潤肺的食材**：多吃綠葉蔬菜與富含維生素C、維生素E的水果，可增加肺的通氣量以及肺部本身的抗氧化能力，攝食洋蔥、魚油可防治哮喘，大棗、銀耳、土豆、山藥、梨、西瓜、蓮藕、葡萄、蘿蔔等，可以生津止咳，潤肺養肺。

3. **有氧運動**：一日最少30分鐘的有氧運動能增強心肺功能，促進全身血液循環，增強肺泡氧氣交換和排出毒素的效率。

4. **空氣淨化**：選用高效能的空氣淨化產品對室內空氣進行多重淨化，可預防不同類型空氣汙染物對我們肺部造成的傷害。

| PM2.5 真的無藥可醫嗎？ |

說了這麼多PM2.5可能造成的影響，許多人可能會很恐慌，是不是PM2.5真的無藥可醫呢？這其實是一個很現實又殘酷的問題，關於心血管疾病的，事實上是沒有藥可醫，而至於肺腺癌也真的只能停留在病發後治療的階段。

世界上最主要用來精準治療肺腺癌的標靶藥物大部分都是美國的藥廠，他們的研究結果顯示，基本的原發性肺腺癌通常是因家族致癌基因所致，也就是家族遺傳疾病。以現今生物醫學科技，結合基因治療和大數據的運算，將關鍵的、最惡性的細胞抽取出來之後，利用這10年間成功問世的標靶藥物來控制病情，並不是件困難的事。但前提是，我們必須要知道肺腺癌的致癌基因才行，以當今的生物科技所設計

出來的肺腺癌標靶藥物，實際上並不能用於治療因 PM$_{2.5}$ 所引發的肺腺癌，因為此類肺腺癌並不是基因缺陷所導致的。

　　我們實驗室在 2017 年發現一種名為「ATG-12」的蛋白質，其原本之作用即為形成自噬作用，保護微血管細胞抵抗外來物，然而有趣的是，當細胞一旦接觸到 PM$_{2.5}$ 之後，此一原本保護細胞的 ATG-12 蛋白質，反而會倒戈了，並促使體內有毒蛋白質不斷生成，最後殺死細胞。而我們檢測硬化的血管當中之血管細胞結構時發現，暴露於越多的 PM$_{2.5}$ 中，其產生 ATG-12 的濃度就越高，進而在細胞內產生自由基病變的機率也就越高，使得血管硬化的病情也會惡化得越嚴重。然而，這還只是最初步的科研階段，距離開發成藥物並成功上市還有很長的一段距離。

　　所以，若想避免 PM$_{2.5}$ 對我們的健康造成無法挽回的傷害，最好的辦法還是一句老話：「預防勝於治療！」

第三章

對抗 PM$_{2.5}$ 大作戰

　　早在2006年，我在美國專攻毒理學博士時，就已經接觸PM$_{2.5}$這個議題了。當時美國政府為了因應2008年北京奧運，提出了數百萬美元的科研計畫，目的是研究出運動員要如何在高度霧霾汙染的地區還可以讓運動員正常表現甚至拿金牌。

　　我們一般知道醫學相關的實驗可以分類成3種：細胞實驗、動物實驗、人體實驗等，細胞實驗較簡單，是把動物的細胞拿到體外，在特定的細胞培養器皿中培養，在恆定的溫

度、濕度下操作實驗；而動物實驗比較困難一點，除了有一定的動物安全與動物福祉規範必須遵守之外，實驗操作人員也必須定期接受動物實驗的課程培訓，並通過考試，相當不易；致於人體實驗，難度更是不在話下，除了有一系列的人體實驗規範需要遵守之外，道德規範更是嚴謹，還要找到適當的、願意參與的人選來加入科研當受試者，要不是有高金禮聘的話，誰願意做這種人體白老鼠啊？這真的不是只有相當困難而已，是超級無敵困難。因此，細胞、動物、人體這3種實驗方式均依照我們當時實驗室的科學研究目的來有所搭配使用，並不是只會固定其中一種。

|對抗 PM$_{2.5}$ 的基礎原理|

有鑑於此，2006年當時我們實驗室所獲得的資源是美國國家等級的資源，為了要解決實質問題，理所當然是必須要涵蓋細胞、動物、人體3種研究方式來進行。

1. **細胞實驗**：我們看到了基礎的作用機制。

我們模擬 PM$_{2.5}$ 進到肺泡接觸到血管，發現 PM$_{2.5}$ 會刺激血管細胞釋放不正常「細胞內部的」自由基，而我們的細胞會促進名為 Nrf2/HO-1 的抗氧化蛋白質，並促使血管細胞釋放另外一個名為「血管通透因子 VEGF-A」的細胞作用因子，用來直接破壞血管細胞與鄰接細胞之間的黏合連接處（Adherens Junction）上的 VE-cadherin、Desmoplakin、Plakoglobin、VEGFR2 等蛋白質，提高血管外壁到內壁的通透率，使得血管外部的 PM$_{2.5}$ 可以容易地進入到血管內部，因此，PM$_{2.5}$ 就很容易在肺泡深處沿著破裂的血管管壁滲透進我們的血液循環系統中，許多的疾病就因此而來了。

這些實驗數據皆已於 2011 年和 2012 年發表在《毒理學》（Toxicology）期刊上，這實驗結果看似老生常談，但卻是目前學術界唯一兩篇有說明 PM$_{2.5}$ 如何穿破血管壁進入血液循環的深入探討文。

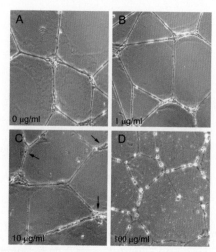

微血管細胞隨著暴露 PM$_{2.5}$ 的濃度升高而死亡的樣貌。

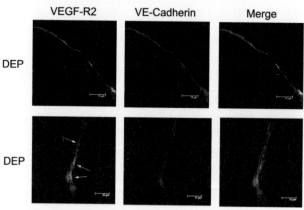

微血管細胞連結被 PM$_{2.5}$ 破壞的螢光反應。

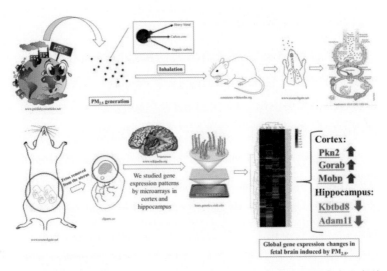

從動物實驗示意圖，可看出 PM2.5 對懷孕的大白鼠肚子裡的小白鼠的腦部已經造成影響。

2. 動物實驗：我們看到PM2.5造成大白鼠下一代腦部發育遲緩。

　　細胞實驗的數據一定要透過動物實驗證實才可以連接到所謂的「真實生活」上。一般讓大白鼠吸PM2.5其實一點也不稀奇，但我們在細胞實驗之後，則是讓懷孕的大白鼠吸PM2.5到牠們臨盆為止，目的是要觀測到PM2.5是否會影響到

大白鼠下一代的腦部發育狀況。

我們從懷孕第一天開始讓大白鼠媽媽暴露在紫爆級 PM$_{2.5}$ 的環境下，結果在小白鼠的身體裡面就偵測到 PM$_{2.5}$，雖然量不是很多，但分析小白鼠腦部之後發現，所有關於腦神經疾病的基因通通都大量表現，這是什麼意思呢？這就表示，大白鼠媽媽吸了 PM$_{2.5}$ 之後，生出來的小白鼠有很高的機率在他們成年之後罹患退化性神經疾病，包括阿茲海默症、自閉症、躁鬱症、癲癇、失智症，以及精神分裂。更糟糕的是，我們多花了 75 天去飼養，等這些小白鼠長大成年之後，讓牠們去做一系列名為「動物行為學」的神經行為狀態分析試驗，結果除了上述的疾病在吸 PM$_{2.5}$ 組別均會發生之外，吸 PM$_{2.5}$ 的大白鼠媽媽生出來的小白鼠的智商還較沒有吸 PM$_{2.5}$ 的小白鼠明顯低了許多，牠們連要找回家的路的時間都比沒有吸 PM$_{2.5}$ 的組別要來得多出 1 倍。

這些實驗數據已經發表在 2017 年的《環境毒理學》（Environmental Toxicology）期刊上。這結果可以用來說明，若孕婦在妊娠階段暴露在過高的 PM$_{2.5}$ 濃度下，胎兒的腦部

發育有非常大的機會受到影響，間接的證實 PM$_{2.5}$ 可能會引發胎兒腦部發育遲緩、記憶力下降，以及其他可能的退化性神經疾病。

3. **人體實驗**：直接追蹤人體吸入 PM$_{2.5}$ 後的狀況。

人體實驗，我們一般也稱為「臨床實驗」，英文是 Clinical trial，一般定義是根據我們欲研究的計畫方案，對我們要觀察的物質，包括汙染物、食品、藥物或其他醫學器材來進行比較測試的過程，目的是要確定並計算出這些物質不會危害到人體的實際劑量，或是明確觀測藥物是否能有效治療疾病，用以改善病人生活品質。

對我們的 PM$_{2.5}$ 實驗來說，人體實驗跟動物實驗的概念其實差不多，都是讓活體去直接暴露、吸入 PM$_{2.5}$，之後再來分析追蹤後續的活體狀況，唯獨的差異在於，人體實驗的「人體」是關鍵，必須要有完整的防護措施才能實際進行。我們當時從校園內刊登廣告，並以較高的時薪為誘因，找了大批的志願者來受試。實驗過程，就讓他們待在一個我們稱為「Chamber」的密閉的、玻璃製的房間內，在一定的時間

內排放固定量的PM$_{2.5}$到Chamber內，讓他們直接暴露，待吸入時間完成之後，再定期回我們單位來抽血，做健康檢查來分析暴露PM$_{2.5}$之後的身體狀況、發炎指數、呼吸道疾病症狀和心肺功能等。而數據資料顯示PM$_{2.5}$的濃度增加跟暴露時間，皆與人體健康負面效應有著顯著正相關的連結。

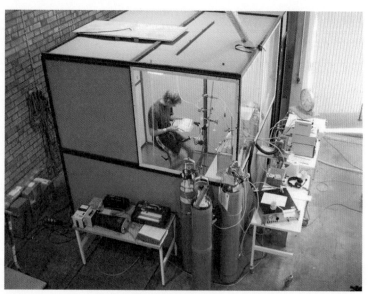

美國 Rutgers 大學的人體呼吸試驗。

|對抗 PM$_{2.5}$，你戴對口罩了嗎？|

前面說了這麼多關於PM$_{2.5}$可能造成的疾病，說真的，大家會很怕PM$_{2.5}$嗎？到底暴露在PM$_{2.5}$環境中安全嗎？現在要告訴你一個觀念，其實，關鍵在「劑量」。簡單來說就是看你吸了多少PM$_{2.5}$。

一般人對於抗PM$_{2.5}$這件事，其實能做的真的不多，其中市面上推出很多不同款的口罩，以下招老師就來介紹一下口罩的正確使用方法。可以分為4種：

1. **一般棉質口罩**：能過濾較大之顆粒、灰塵，無法過濾PM$_{2.5}$，適合平時清潔工作，或是進入潮擁擠或空氣不流通的場所時使用，配戴可以減少被他人感染的風險，像是搭捷運或搭飛機都是適合使用的一種口罩。

2. **外科口罩**：結構共分為3層，外層是有顏色的不織布，有防潑水處理，可阻擋一般的飛沫傳染，中間層是靜電過濾層，具有過濾細菌的效果，內層則採用吸水材質，可

吸收配戴者所產生的口水、飛沫。依材質厚度可阻擋50%至80%的PM$_{2.5}$，但建議要每天更換，有破損或髒汙時隔絕效果就會打折扣，細菌或外來物很容易穿過。有些廠牌的口罩標示不明，反而會讓民眾搞不清楚哪邊是正面，若萬一反過來穿戴，裡面的吸水層朝外，就可能容易吸附外在的含菌飛沫，原本的防水層朝內也會因無法吸附水氣，讓穿戴的人反而會感到潮濕不舒服。

3. **活性碳口罩**：大家要有一個認知，不是口罩越貴就越有效。活性碳口罩比較貴是因為它有一層可以吸附有機氣體及毒性粉塵的活性碳層，專門用來去除異味的，但它「不具」殺菌功能，所以如果有人感冒在你面前咳嗽或打噴嚏，被傳染的機率還是很高的。至於口罩戴多久需要更換呢？當我們感覺到需要費力呼吸、開始聞到異味時，就應該要立即更換，這口罩比較適合用在室內裝潢、噴漆作業或噴灑農藥的工作上，但過濾PM$_{2.5}$的效果不佳。

4. **N95口罩**：N95的確是可以過濾95%以上的PM$_{2.5}$，也是

目前市面上效率很好的口罩之一，但N95口罩呼吸抗阻力很大，除非是執行特殊醫療處理的專業人員，才需配戴，而且也不能連續超過2小時，不建議一般人使用，配戴過久的話，不僅連走路、呼吸都很困難，還會因為缺氧導致頭暈，甚至是肺氣腫等症狀，影響身體健康，而且價格也不便宜。

為了因應PM$_{2.5}$的狀況，經濟部標準檢驗局在2017年6月27日公布「CNS15980防霾（PM$_{2.5}$）口罩性能指標及試驗方法」國家標準，並依各種口罩的PM$_{2.5}$防護效果分為A、B、C、D等4個等級：

A級：防護力最強的，A級可防護PM$_{2.5}$濃度每立方公尺350微克的環境。

B級：可防護每立方公尺230微克以下的環境。

C級：可防護每立方公尺140微克以下的環境。

D級：可防護每立方公尺70微克以下的環境。

所以理論上，只要買有標示符合「CNS15980」國家標準的PM$_{2.5}$口罩，就可以安心作為防護PM$_{2.5}$使用，並且可以參考我們每天的空氣品質，來選擇 A ～ D 不同等級的口罩使用，而 N95 口罩在這個標準之下，效能相當於 A 級的防護效果。這雖然是一項貼心的政策，可以讓民眾知道我現在所買的口罩到底防 PM$_{2.5}$ 的效果如何。但事實上，我們也不能每天都戴 N95 吧？

　　這幾年我一直在做關於對抗 PM$_{2.5}$ 的研究發現，「口罩真的沒辦法阻擋細小微粒，充其量就是細菌、病毒而已，若要阻隔 PM$_{2.5}$，大概要用防毒面具吧。」因為即使是 N95 口罩也會有 5% 左右的漏網之魚，若每天都累積一點點的 PM$_{2.5}$，其實不出幾年，心血管疾病、肺腺癌等狀況還是會在我們的身上反映出來的。

口罩的分類與優缺點比較

	美規 N95	歐規 FFR-1	醫用口罩	活性碳口罩
外觀				
作用	過濾懸浮微粒	過濾懸浮微粒	防止醫療人員飛沫接觸病人	吸附揮發性有機物及異味
優點	密合度高阻隔力強	密合度、阻隔力及舒適感皆介於醫用口罩及 N95 口罩之間	舒適度較佳價格不高	降低異味價格不高
缺點	可能產生呼吸困難及頭暈狀況價格較高	購買管道較少價格較高	密合度及阻隔力較差	密合度及阻隔力較差
PM$_{2.5}$ 防護力	95% 以上	80% 以上	30～70%	30%
	高<—————————————————————> 低			

97

|過濾屋內髒空氣，清淨機該怎麼選？|

除了口罩之外，能過濾空氣的只剩空氣清淨機了。但市面上有這麼多的空氣清淨機類型，價錢從數千到數萬元都有，我們該怎麼選擇呢？

其實我的實驗室也曾經接過不少家廠商的產學計畫，一來是要替廠商檢測清淨機的清除效能，看看是否可以達到歐盟等級 EN1822 或 ISO29463 的標準，二來廠商也希望可以利用技術提升他們的過濾效能。老實說，清淨機的技術不外乎是 HEPA、負離子、靜電濾網、電漿甚至是比較新的光觸媒，都有各自的優缺點，但若主要是在密閉空間內使用，根據我們之前測試的結果，即使 2、3 千塊入手的清淨機，其實一段時間下來，清淨的效果大部分都不會太差，少說都會有 85% 以上的清除率。

就我們熟知的 HEPA 來說，技術比較相近的應該是靜電濾網，都是以過濾的方式將 $PM_{2.5}$ 去除，若我們選擇等級在 H13 以上的 HEPA 或薄膜濾網清淨機，基本上 99.95% 的

PM$_{2.5}$都可以被過濾掉，效果相當的好。但它們有沒有缺點呢？當然有，就是噪音。以它們的過濾設計原理來說，是用很細的濾網層層堆疊起來後，讓它的過濾效能達到讓99.7%以上的0.3微米顆粒完全無法通過，這就很像我們戴了很多很多層口罩是一樣的道理，為了要讓我們可以吸得到氣，我們是不是需要花比較大的力氣去呼吸？所以，這類型的空氣清淨機也是一樣，當然它們就會有一個相同的缺點，功率消耗較高，比較費電，噪音也較大。

另一方面，負離子和電漿的清淨機技術比較相似，它們都是可以被歸類在一起。原理都是把空氣經過的電流電場作用，使得空氣微粒帶有電荷。產生電荷後，把空氣吸回去以正負極的原理過濾，達到空氣過濾的效果。這種技術推出時，因為效果不錯，很能將過敏原去除，而且沒有什麼噪音的問題，曾經一度要淘汰HEPA，橫掃各地市場。然而，後來卻發現透過這種技術過濾的空氣會有臭氧釋放的問題，這又延伸出了另一個安全性的問題，因為臭氧是毒害氣體之一，吸多了會造成過敏加重、胸悶甚至呼吸道發炎等症狀。

把光觸媒結合到清淨機上是一種比較新的技術，光觸媒的原理主要利用二氧化鈦當做催化劑來與紫外光做反應。二氧化鈦本身具備穩定度、無毒等優點，而且價格較便宜，是一個環保又實用的材料。而當二氧化鈦經過紫外線照射後，光觸媒能把光能轉為化學能促進有機物分解包括懸浮微粒和空氣中的VOC化合物（甲苯、甲醛、氨類）臭味，進而達到去汙、除臭等效果，根據我們實驗室的技術報告，光觸媒也可以將PM$_{2.5}$表面的細菌或一些有毒化學物質破壞，分解轉變成對人體無害的二氧化碳和水。但是目前光觸媒仍屬較新技術，產品選擇性仍有限，若知名大廠可以將光觸媒等技術開發在HEPA的清淨機上，空氣過濾的效能不僅會大增，也是給民眾健康的一大福音。

　　除了以上原則之外，噪音、省電、耗電量也是大家在購買的時候最關心的項目，在挑選時可留意空氣清淨機上是否有台灣本身的節能標章，代表能源效率比國家認證標準高10～50%，或是擁有美國環境局認證的Energy Star能源之星認證標章，不但有效節能，更是節省民眾荷包的一大方法。

|外出活動，記得挑時間|

基於PM$_{2.5}$對人體健康的危害，環保署自2016年12月1日整合原先的空氣汙染指標（Pollutants Standards Index, PSI）及PM$_{2.5}$，改採美國的空氣汙染指標（Air Quality Index, AQI）。教育部亦依據環保署「空氣汙染防制法」相關規定，於2017年7月3日修正「高級中等以下學校及幼兒園因應空氣品質惡化處理措施暨緊急應變作業流程」，明訂空汙停課標準，台北市近日也已公告施行。

但一般來說，外出活動真的需要看空氣品質，而且最好挑一下時間，比如說，上午7點到10點、下午5點到8點，因通勤車流量很大，同時包括汽車、機車、公車等，PM$_{2.5}$與二氧化氮濃度都會局部超標，而下午1點到3點之間的臭氧濃度則為全天最高。所以這些時間如果人在戶外，盡量搭乘大眾運輸系統，也盡量不要在街道上行走，以免長時間曝露在汙染環境中。

另一方面，在這些高汙染的時間進行戶外運動是非常

危險的。以一般正常呼吸來計算，每分鐘大約可吸進7至14公升的空氣，但如果是跑步，1分鐘就會有50公升的空氣在我們的肺裡面，很快就增加了暴露於$PM_{2.5}$等有毒物質的風險。近幾年來，路跑風氣盛行，但為了自身的健康著想，運動前「一定要確認」當下的空氣品質，而且運動的時間還是必須再斟酌，或是選擇在室內運動，至少有空氣清淨機做陪伴，比直接吸入髒空氣要來得安全許多。

不過，空氣汙染真的無所不在，最好的防護其實是不要再汙染環境，例如不抽菸、不燒香、不燒紙錢、少開車、少炒菜、不燒烤、不要放煙火……但可能做得到嗎？

|回到家多做這些事，減少 $PM_{2.5}$ 持續汙染|

每天，儘管時間長短不一，但我們都會暴露在外面的髒空氣中，我們的臉頰、皮膚、毛細孔、頭髮、四肢、衣著等，就像是一個磁鐵般，會把我們在戶外接觸到的$PM_{2.5}$吸附在上面，在返家的同時，也一併帶到家裡汙染室內的環

境。所以,當我們回家後,除了脫鞋之外,為了減少PM$_{2.5}$持續汙染毒害家中環境,以下3步驟是我們一進家門立馬就要做的事,而且順序還不能錯唷!

1. **開啟空氣清淨機**:切記,空氣清淨機的擺放位置很重要,只要抓住幾個擺放原則,使用哪一種設計的清淨機其實差異並不大,但前提是「擺放的位置」。

   首先,清淨機一定要靠牆,清淨機排氣孔正上方不能有阻礙物,必須直對天花板。另外,清淨機的擺放位置必須要臨近汙染源頭,像是門口、窗戶或是廚房內。而且對應的坪數一定要足夠,不然清淨機會一直不斷的過濾,但因效能不足,濾了半天都只是濾心酸的,而且還很浪費電。

   至於空氣清淨機是否要全天24小時都開著呢?目前線上的清淨機均配備有自動化控制系統,室內空氣品質若淨化到一定程度之後就會自動轉成低功耗的模式,耗電其實不多。但若真的要做到「極省電」的狀況,有人在家時才開啟也是可以的。

2. **換下外出衣物**：身上穿的衣服與褲子擁有最大的表面積來包覆我們的身體，前前後後、從上到下全部都是，但整天暴露在骯髒的空氣下，可想而知身上的衣著一定黏附了為數不少的PM2.5。所以，回家開啟清淨機之後，站在「空氣清淨機可過濾的範圍內」將衣物脫下，順便拍抖掉可能吸附在衣服上的灰塵和PM2.5。換下的衣物除了馬上丟進洗衣機之外，若是像外套類這種可能會穿幾次再洗的衣物，實際上是已經接觸過外在空氣的「友達以上，戀人未滿」等級，記得一定要集中管理，把它們放在專用的收納空間裡，累積數次後再清洗。

3. **洗頭、洗臉、洗四肢**：換完衣服，再把臉與四肢清洗乾淨，這樣就可以把大部分的PM2.5去除掉，讓我們皮膚上的毛細孔不至於被堵塞，也就不會這麼容易生粉刺或長痘痘了。但在睡覺前還是會建議大家去洗個頭，除非你能接受裝滿PM2.5的頭髮在枕頭上滾來滾去！

|隨時關心空汙指數|

如果可以的話，隨時關心一下我們生活周遭的空氣品質。目前來說有許多的網站都已經可以隨時查到當下的 AQI 動態值，像是行政院環保署的官方網站「空氣品質監測網」（https://taqm.epa.gov.tw/taqm/tw），可以偵測全台各地的空氣品質 AQI 指標和 PM$_{2.5}$ 即時概況，它是以地圖型式顯示全台空氣汙染指標，幫助民眾監測哪個地區受到較嚴重的霧霾汙染。

美國環保署（Environmental Protection Agency，EPA）也有提供即時的數值上線，名稱是「AirNow」（https://airnow.gov）。

但是，若想要既可以觀察到全台灣的 AQI 數據，又可以同時看到對岸和全世界的數值的網站，我會建議使用亞洲空氣品質網的「實時空氣質量指數地圖」（http://aqicn.org/map）。這個網站還是使用美國的標準為數據，可以連結全世界各國的監測站，接收數據後統一轉換成美國 AQI 標準，

一樣是分為6個等級，隨時轉換1小時前的空汙指標濃度，當然可設定自動偵測距離使用者最近的測站。

另外，除了可以上網站查詢之外，利用APP查詢也是一個不錯的方法。以下就來介紹較容易上手的空氣品質APP。

1. 環境即時通：行政院環保署開發的空氣品質偵測APP

環境即時通為台灣官方APP，採用台灣環保署標準。這個APP會提供你所在位置附近的環境即時資訊（有定位功能），空氣品質、紫外線、天氣及沙塵訊息，你可以透過警示推播功能，每小時即時監測空氣品質預警、豪雨、淹水狀況。「環境即時通」還有社群分享功能，可以將你的心情照片分享在動態上面。

2. J霧霾：台灣空氣品質監控

J霧霾是空氣汙染監測APP，監測懸浮粒子$PM_{2.5}$和PM_{10}的單位濃度，這個APP畫面還滿精緻的，但可惜數值呈現只僅限台灣地區。

3. 台灣空氣品質監測

這個APP的特色是，可設定你想監控的測站空氣品質並進行推播通知、提供即時天氣、溫度與濕度資訊、提供桌面小工具，讓民眾更方便掌握目前空氣品質。但目前只有Android系統的APP可使用。

4. 台灣即時霾害

這款APP，它的數字跟顏色的搭配排列非常清晰，可以方便使用者快速查閱各監測站PM$_{2.5}$的即時濃度。還可以自訂「我的最愛」，「我的最愛」可以設定自己生活圈測站數據，顏色所相對應的警語分為正常、謹慎、危險、極危險，雖然很陽春，但很直覺。

5. 在意空氣（**Air Matters**）

這款APP是採用美國官方標準，可以連結全世界各國的監測站，接收數據後統一轉換成美國AQI標準，一樣是分為6個等級，隨時反映1小時前的空汙指標濃度，也可設定自動偵測距離使用者最近的測站，以及連動48小時內的濃度變化。

透過這個APP的使用，身為常常出國開會或需要四處去採集PM2.5樣品的我們來說，可以即時掌握全世界空汙概況，其實是非常重要的一件事，出差除了歐美之外，甚至還要往返兩岸三地或是要到日本、南韓、新加坡等地，常常都會需要一個隨時隨地可以確認空氣品質的APP，而我個人相當推薦使用它。

此外，這個APP有一個功能我個人也覺得相當不錯，它會附上當地的風向和風速，有利於研究學者預測汙染物未來散布的趨勢。

6. 全球空氣汙染指數（Global Air Quality – Real Time Air Quality Indices）

這個APP也是採用美國AQI標準，但此APP納入日本的大氣汙染PM2.5預報預測，不確定此APP的介面設計概念是針對那一個族群，對於查詢台灣各地PM2.5汙染狀況不是相當順手，而且沒有地圖顯示。但它的優點是在於可以將所有有興趣的城市並列在一起，同時一目了然全部的空氣品質比較和空汙發展趨勢。

　　另外，近來也由於民眾對空汙意識抬頭以及技術普及，目前國內已有商品化的空氣盒子可於自家室內使用，並將監測的數據同步上傳到大數據庫，形成一個空氣品質的安全網絡。

第四章
人體使用率最高的抗氧化劑── GSH

　　由於隱形殺手之稱的細懸浮微粒PM2.5體積非常小，可以輕易地到達肺部深處並穿過肺泡而流竄於血液循環中，導致全身性的氧化壓力及發炎反應發生，人體若長時間暴露於空氣汙染的環境中，心血管疾病、呼吸系統的疾病甚至是肺腺癌的發生率也會大幅的提高。若要有效的減少疾病的發生，避免PM2.5進入人體後造成傷害，「減少體內的自由基」是重要的關鍵。

對抗自由基的良方很多，哪一種是人體試用率最高的抗氧化劑呢？答案是：穀胱甘肽（Glutathione, 簡稱GSH）。

|什麼是 GSH ？|

許多人都知道，維持健康除了需要醣類、蛋白質與脂質等巨量營養素提供熱量與營養外，還需要各種微量營養素的協助才行，而被認為具有美白養顏、保肝防癌作用的「穀胱甘肽」，便是近年來頗受關注的營養素之一。

GSH，中文又稱麩胱甘肽，是由3種氨基酸麩胺酸、半胱胺酸及甘胺酸所組成的小分子蛋白質，為人體抗氧化酵素（穀胱甘肽過氧化酵素，Glutathione Peroxidase，簡稱GPx）的重要成分，具有抗氧化之作用，可幫助人體細胞對抗自由基，降低疾病的產生。GSH本身可由人體細胞中自行合成，尤其是在我們的肝臟跟腎臟中擁有比較高的濃度，它除了抗氧化之外，也可協助我們的細胞與組織排除毒素，是重要的解毒劑。而且，GSH也是體內新陳代謝重要的營養成

分之一，是讓人體各種生理代謝功能可以穩定與順暢作用的重要元素。

可是，人體內的GSH會隨著老化、壓力、不良飲食、不良生活習慣、肥胖、吸菸等而減少。研究指出，若體內GSH量不足，心血管疾病、肝臟病變、退化性神經疾病、老化等疾病風險就會大增。因此，如何從食物中補充GSH變成現代人飲食不可或缺的重要一環。

缺乏GSH可能造成的疾病

免疫力及發炎	病毒感染（如感冒、肝炎、皰疹、愛滋病等）、細菌感染、自體免疫不足、紅斑性狼瘡、皮膚頑癬、慢性疲勞、免疫機制不健全、過敏性疾病
消化系統疾病	腸胃炎、營養不良、腸胃吸收功能健全
肺部及呼吸系統	氣喘、慢性支氣管炎、肺氣腫、過敏性鼻炎
新陳代謝	降低膽固醇、增強體力、痛風
心血管疾病	心臟病、中風、動脈硬化
老化性疾病	巴金森氏症、老人痴呆症、白內障、黃斑部退化、骨關節炎、老化性癌症（如前列腺癌）
癌症	癌細胞擴散、腫瘤生長、化療及放療副作用

其實，在我們身體裡面還有很多的抗氧化劑存在，但在這些屬於酵素的抗氧化劑中，最重要、量最豐富、效率最好的，就非 GSH 莫屬。它不僅可以對抗體內產生的自由基，也可以去除外來的自由基，幫助細胞維持一個健康的生活狀態。在很多的文獻中已經提到，外來物質進入人體後會產生自由基，大肆破壞我們的組織跟細胞，若我們人體沒有 GSH 去對抗，就會難以生存。

此外，更有文獻說到：「如果一個人想要保持青春與長壽，就必須提高體內的 GSH 含量。也就是說，我們體內細胞中如果含有高量的 GSH，我們就很有可能比較健康長壽，如果含量明顯偏低，就很有可能生病或是減少壽命。」

｜GSH 對人體有多重要？｜

既然它跟我們的生命息息相關，那我們就得好好的探討一下 GSH 對我們的身體究竟有多重要？首先是在臨床上可能的運用，根據研究指出，補充我們人體內的 GSH 含量，

最起碼可以具有下列8種效用：

1. **減緩老化**：包括增加帕金森氏症、阿茲海默症發作的年齡，延緩白內障與黃斑病變的發生時間。

2. **改善消化系統不適**：改善發炎性腸道疾病、輕度肝炎，食品不耐受性、消化不良，同時改善營養不良的現象。

3. **預防心血管疾病**：可以防止心臟病、中風、血管硬化以及再發性血管硬化，甚至可以預防血液灌流後引起傷害。

4. **增強免疫力**：包括對抗病毒，防止細菌感染，甚至預防一些自體免疫功能失常的疾病，避免罹患慢性疲勞症候群，以及預防免疫力受到破壞所引起的疾病。

5. **減少癌症發生的風險**：GSH在體內的含量高，可以明顯抑制腫瘤細胞的異常生長與擴散，並可能從而防治癌症的發生。也可以當做是一個預防癌症的手段，GSH本身可以透過自身的氧化還原能力消除致癌物及多數可能引起基因突變的化學物質，並延緩DNA受到過度氧化的時間，減輕化學治療和放射線治療所引發的副作用。

6. **改善新陳代謝**：一般來說，多數代謝上的問題都可以透過GSH來改善並增強，因為GSH可以用來做為抗氧化劑，而且，維生素C和E都是透過GSH來發揮作用，才能降低身體的壓力，減少體內膽固醇和低密度脂蛋白受氧化的程度。

7. **防止肺部疾病的發生**：包括預防、改善肺部組織或細胞纖維狀態病變所發生的疾病，降低氣喘和慢性支氣管炎發病的機率。

8. **在毒物學上的應用**：GSH在解毒方面的效果是深受肯定的，包括因為止痛藥使用過量，或吸入大量的香菸、廢氣、懸浮微粒在內的有毒物質，還有接觸過量重金屬、殺蟲劑等汙染物，都能予以還解去除。此外，在人體中負責解毒的肝臟和腎臟中，就含有非常高量的GSH，專門用來排除藥物代謝過後產生的毒化物。

| GSH 的解毒作用 |

講到解毒，就一定要了解一個概念：自由基與氧化壓力是傷害健康的元凶！

我們可以從各處傳播媒體上，看到許多描述引發疾病、造成老化的專有名詞，例如氧化還原作用、抗氧化劑、自由基等等，但這些名詞代表著什麼意義呢？

我們的身體每一個組織與細胞都有自己建構的抗氧化防禦網，靜靜地從事對抗癌症、環境汙染和身體老化的工作，其中之一就是在對抗具有高度危險性和破壞性的氧化還原物質，俗稱「自由基」。自由基其實聽起來非常虛無縹緲，看也看不到，吃起來也沒啥感覺，但若我們換一個比喻，就把汽車燃燒完燃料後會排放 $PM_{2.5}$ 是一樣的概念，當我們體內的細胞在攝取完食物和氧氣之後，也同樣的會產生廢棄物，而這些廢棄物就是自由基。

自由基最喜歡做一件事情，就是「氧化作用」。我們如果用自然界常見的變化來解釋氧化作用，就很容易了解，例

如金屬生鏽、蘋果腐爛、沙拉油會酸壞，還有一個大家息息相關的，就是人類的老化。但對於人類來說，自由基並不是只侷限在造成老化而已，它還會破壞細胞膜，造成細胞死亡；破壞基因結構，造成細胞突變，引發癌症的發生。當然，氧化作用也會分解脂肪，包括好的脂肪、壞的脂肪和膽固醇，嚴重的話會傷害血管，導致動脈硬化、心臟病和中風。

當然，不只是這些疾病，還有很多疾病都是來自於體內氧化壓力不平衡所致，其根源很可能是免疫系統受到自由基的傷害。這些情況會在我們鍛鍊身體、有氧運動、健身等需要大量氧氣的運動時產生，也會在我們疲勞、生病、發炎，受到毒素汙染和放射線照射時出現。

而我們一直不斷地強調GSH是體內最重要的抗氧化劑，若能讓它在我們體內維持高含量，就可以將上述氧化還原過程中的自由基解除其毒性，減少對我們造成的傷害，也可以預防疾病發生，治療疾病，甚至幫助復原。此外，GSH是小分子蛋白質，它可以被免疫細胞快速吸收增強解毒能

力，提升剛從生病中復原的病患的免疫功能，使其免疫系統隨時再戰。所以，GSH不僅是具有解毒的功效，它也同時具備預防和治療的能力。

第五章

GSH 飲食法與 PM₂.₅ 的關聯

　　早在1970年，科學家就已經知道GSH在解毒作用中扮演重要的角色，往後50年間的科學發展，讓GSH無庸置疑和健康連貫在一起了，例如防癌、抗衰老等。目前，很幸運地，我們已經知道要如何可以有效補充人體內必須的GSH的方法，絕對不要等到PM₂.₅等毒素已經佔領身體，造成疾病之後才亡羊補牢。大多數的GSH必須從食物中補充，但除了直接從GSH保健食品中攝取外，尚有一些行之多年的

抗氧化劑可以補充我們體內的GSH含量，包括維生素C、維生素E、抗氧化元素硒（Se）和保健品N-乙醯半胱氨酸（N-acetylcysteine, NAC）。

| 研究中的驚人發現 |

我們一直都知道，現代人身處於高汙染的環境下，又經常外食造成飲食不均衡，再加上工作、家庭、經濟等龐大心理壓力，因而使體內產生異於平常的自由基。因為自由基具有很強的化學反應活性，再加上產生過多，失去良好控制，故而會攻擊蛋白質、DNA、脂質多元不飽和脂肪酸等重要的生物分子，造成細胞結構和功能的損害，影響到身體的正常功能，導致老化、高血壓、心血管疾病、癌症的形成。

在2016年的時候，我們實驗室發表了一篇名為「長期服用松杉靈芝萃取物可保護血管細胞對抗 $PM_{2.5}$ 引發的不正常自由基生成與血管通透率」（Potent *In Vitro* Protection against $PM_{2.5}$-caused ROS Generation and Vascular Permeability by

Long-Term Pretreatment of *Ganoderma Tsugae* Extracts）的文章在中醫藥雜誌領域中的指標期刊《美國中醫藥雜誌》上，這個研究項目還是科技部直接補助 3 年的研究計畫，我們的主要發現是：長期吃靈芝，可顯著增加體內血管細胞的 GSH 含量，間接提升細胞抗氧化的能力，可有效降低懸浮微粒 PM2.5 對血管細胞所造成的氧化壓力，減少這些不好的自由基對於血管細胞所造成的傷害，如此一來，對細胞的毒性就會下降，PM2.5 就不容易穿過肺泡血管壁進入血液循環，自然而然，心血管疾病、肺腺癌，甚至是胎兒發育不健全的問題就可以被改善。

過去文獻指出，PM2.5 以碳為核心周圍會黏附許多物質例如氮硫化合物、重金屬物質等，因此 PM2.5 在接觸氧氣及有機物質之後可能誘導活性氧物，就是俗稱的「自由基」生成，可以使 PM2.5 在細胞體外的環境下就可生成這些不好的東西。自由基已經被證實會造成構成人體基本元素的 DNA、蛋白質、脂質、醣類的損傷，並且造成心血管疾病、癌症、退化性神經疾病。

而自由基為什麼會連結到$PM_{2.5}$上呢？美國環保署提供了一份數據指出，$PM_{2.5}$微粒中，有14%的這些細小顆粒粒徑小於100奈米，意即$PM_{0.1}$，這些$PM_{0.1}$會刺激血管細胞釋放不正常「細胞內部的」自由基，而我們細胞很聰明，為了要達成人體系統性的平衡，所以細胞內部會自行調節作用機制用以改變生存方式，增加名為Nrf2/HO-1的抗氧化酵素機制，以及讓細胞分泌促發炎細胞激素（Pro-inflammatory cytokines）TNF-α和IL-6，用以對抗這些懸浮微粒所引發的不正常自由基。

　　這很明顯是件好事，但有時候細胞反應過度了，分泌了過多的激素，反而畫虎不成反類犬，自己卻毒害了自己。

　　上述的這些反應機制名稱，包括Nrf2/HO-1、TNF-α和IL-6等，當它們表現量低的時候，確實是有對抗自由基的效果，但是，一旦表現量超過標準的時候，它們就會去喚醒並促使細胞釋放另外一個名為「血管通透因子VEGF-A」的細胞作用因子，它的功能就很直接了，直接破壞血管細胞與鄰接細胞之間的黏合連接處，提高血管外壁到內壁的通透率，

使得血管外部的物質可以容易地進入到血管內部。因此，PM$_{2.5}$就很容易在肺泡深處沿著破裂的管壁進入我們的血液循環系統中，疾病就此而來。

截至這篇文章發表之前，針對上述的機制，科學界一直都尚未有有效的方法來阻止PM$_{2.5}$進入血液循環系統的有效方法。而我們團隊的目的就是要研究出到底要服用何種食物或藥物才可以透過上述的機制降低PM$_{2.5}$進入我們人體的血液循環中。

|為什麼是靈芝？|

說到這個部分，就一定要提到我的恩師，臺灣大學生化科技系許瑞祥教授。

我眼裡的許老師是從菌種分類、鑑定和栽培起家，研究靈芝超過30年，看著靈芝「以不變應萬變」地陪伴人類經歷多少健康威脅，而今再遇上殺傷力強大的PM$_{2.5}$，自是有一份期望。

許老師除了是我在大學時期微生物學的授課老師，許老師的實驗室也是我人生中加入的第一間實驗室。感謝受惠於許老師在靈芝上對我的啟發，讓我一直對於靈芝保有許多的想像空間，後來前往美國念書之後，許老師得知我在美國研究的主題，是和PM2.5如何傷害心血管相關，並了解到柴油廢氣顆粒其實也是PM2.5的主要來源之一時，老師就一直期待我學成歸國，把靈芝運用到對抗PM2.5的研究上。

不過我於2012年返台時，PM2.5這個名詞當時在台灣並不紅，那時接連爆發毒澱粉（順丁烯二酸酐）、毒醬油（化工醬酒）、胖達人（假天然發酵麵包）事件，舉國上下正為各種以假亂真的食安問題忙得不可開交。直到2015年2月底，中國前央視主播柴靜自費拍攝的紀錄片《穹頂之下》在網路發酵，再加上媒體對於台灣哪個地方「又紫爆了」的新聞開始重視，PM2.5才開始成為台灣社會關注的焦點。所以我想如果不是我把國外學的「那一套」帶回來，再加上許瑞祥教授的跨界結合，靈芝與PM2.5的研究，可能還要等上好一陣子。

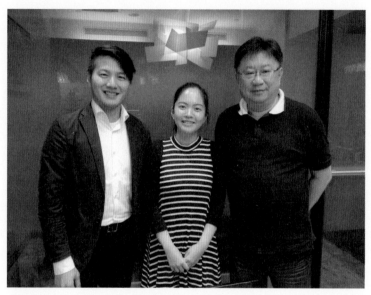

我與許瑞祥老師（右）、曾嘉儀老師（中）合照。

其實一般民眾對靈芝應該不會感到陌生，食藥署公布靈芝具有護肝、提升免疫力等功效，成分也不外乎含有多醣類、三萜類等物質，早就是傳說中的珍貴食材。只是我們所使用的靈芝不是一般大家認識的赤芝（*Ganoderma lucidum*），而是松杉靈芝（*Ganoderma tsugae*）。近年來的

文獻指出，松杉靈芝亦具有多種藥效，而且松杉靈芝清除自由基的效能極佳，可以當做抗氧化劑的使用，加上松杉靈芝很早就被發現具有抗癌功能，難怪李時珍在《本草綱目》中就已記載，靈芝是「久食輕身不老，延年神仙」的上品藥材。

然而走進現實層面，靈芝到底要吃多少才是安全無毒的？其實我們學過藥物毒理學就會知道，「世界上任何一種物質都是有毒的，相反地，任何一種物質都是無毒的。」因為有毒跟無毒，都是取決於我們攝入的劑量，所以食藥署的規範才會有零檢出跟無檢出的差別。舉個例子，若我們吃的劑量夠低的話，就算是黃麴毒素也不會對人體造成危害，但是，若吃的劑量過高，即使喝白開水也是會中毒的。

我們秉持了這個基本概念之後，便開始來執行這個以松杉靈芝來對抗PM2.5所造成的傷害的科研計畫。首先，實驗開始前，我們必須要先知道多少的劑量的松杉靈芝是可以殺死細胞的，也意謂著我們要先確定吃多少松杉靈芝是安全的。這很重要，不然，萬一劑量估算錯誤，就很有可能完全

錯失觀察重點，也會對實驗結果造成誤判。另一方面，吃多久，也是我們需要觀察的重點。有很多時候，有毒物質造成毒性的發生並不是幾秒鐘、幾分鐘的事情，可能必須是長時間連續暴露，像是每天吃3次，持續1週、1個月甚至是1年等等。

所以，一開始，我們就選擇了1到10000μg（微克），相當於10毫克的松杉靈芝來做初步的劑量篩選實驗，但讓我們匪夷所思的事發生了：任何劑量下，細胞都沒死！

最後選擇了一個相當低的劑量100μg，我們發現這個劑量下細胞的「長相」和高劑量下的細胞並沒有顯著的區別，反而要比低劑量的細胞看起來還要健康，所以，我們後續就持續使用這個劑量，而且讓血管細胞長期「服用」100μg的松杉靈芝長達4週。

這樣的科研手段融合了「長期低劑量的保健概念」，也是我們團隊的神來一筆，的確，中藥保健都是建議我們長期服用至少至一個療程完成，沒有人期望會在只吃兩天的情況下有顯著效果。所以，我們將保健的概念連結到中醫藥界的

科學文章內，這是全球首例。

結果，我們證明了利用松杉靈芝，不僅能減輕 $PM_{2.5}$ 對細胞的毒害，還能阻止 $PM_{2.5}$ 從肺部進入血液循環！這不僅是全球第一篇證明靈芝能對抗 $PM_{2.5}$ 的論文，更是自1970年代科學家開始注意 $PM_{2.5}$ 有害健康以來，頭一回有科學家告訴社會大眾，有一個「東西」可以把吸入的 $PM_{2.5}$ 擋在血液循環之外，不讓它在體內到處搞破壞。

所以當我們將初稿送至《美國中醫藥雜誌》的主編、副主編跟5位審稿人手上，在一致好評下，很快地在8週內就破例刊登在2016年的4月號雜誌上。

｜靈芝透過增加自身的抗氧化酵素來對抗 $PM_{2.5}$ ｜

其實我們初期做這個實驗的時候，並不是真的想要讓血管細胞「服用」松杉靈芝整整1個月，為了節省成本，一開始我們也選擇讓他們吃1天、2天、3天之後就去暴露

PM2.5，但預防效果都太差了，結果顯示在給予松杉靈芝72小時的血管細胞中並無顯著的抗氧化蛋白GSH增加。

但是有趣的是，在給予松杉靈芝1週之後，我們卻發現細胞體內GSH的含量有顯著的增加，至2週會達到最高點，若持續給予細胞松杉靈芝至4週，GSH的含量均會和2週的數值差不多一直維持在14個單位上下，這大約是給予細胞松杉靈芝72小時的1.5倍量（72小時的含量是8個單位，未服用則是6個單位）。GSH的量在持續服用松杉靈芝後，在2週後會達到最高量，可以持續不掉下來，但是，若停止服用松杉靈芝的話，大概3天左右，細胞內的GSH含量就會掉回原來的標準值。

早在2011年、2012年我們就已經知道PM2.5顆粒能藉由誘發氧化壓力造成細胞通透率增加，PM2.5會穿過血管屏障進入血管內層，2015年之後，發現PM2.5會造成血管細胞釋放細胞激素造成發炎或細胞凋亡，使得血管硬化，心血管疾病機率大增。其誘發氧化壓力的機制雖仍在持續研究當中，但自由基造成細胞過氧化的元素仍是這類型傷害不可或

缺的角色，我們發現PM$_{2.5}$除了引發自由基過量被生產出來之外，也可以使有「細胞內的發電廠」之稱的粒線體造成損傷，如此一來，細胞體內的氧化壓力就會上升了，其可能導致的結果就是 DNA、脂質、蛋白質、醣類會受到過氧化，造成細胞功能不穩定。但在給予松杉靈芝2週後的細胞，細胞內抗氧化蛋白質表現量增加，表示靈芝能有效上調GSH表現量，使抗氧化酵素GSH的活性增加，也可降低活性氧生成而減少脂質過氧化傷害。

除此之外，GSH當然不是唯一的抗氧化酵素會跟著上升，SOD（超氧化物歧化酶）與Catalase（過氧化氫酶）上可以觀察到顯著增加的趨勢，由此可知道靈芝確實是藉由上調自身的抗氧化酵素來對抗PM$_{2.5}$所誘發的氧化壓力。因此，減緩了氧化壓力的來源，DNA損傷的程度就大幅降低，細胞就不會走向死亡，血管硬化的機率就降低了。

先前我們研究團隊指出，PM$_{2.5}$所誘發的自由基會刺激血管細胞釋放血管通透因子VEGF-A，增加細胞層通透性，並藉由細胞與細胞之間的黏附連結（Adherens Junctions）破

裂,導致微粒子沿著破裂的管壁進入血液循環系統中。因此,若能降低自由基的含量,就可以減少PM$_{2.5}$進入到血管內層的數量。我們的數據顯示,給予松杉靈芝的組別會明顯地降低細胞間通透率,而吃2週又比吃1週來得好,吃2週後,最多可以減少80%的PM$_{2.5}$進入血管內。

其實,人類的身體內與生俱來地就有許多不同的抗氧化酵素,例如SOD、過氧化氫酶、GSH等,這些都是人體天然的抗氧化防禦系統,除了人體內自然生成的酵素可以幫我們清除過多且失去控制的自由基外,日常飲食中,也有許多天然食物可以幫我們一起抗氧化,因此,要如何降低自由基的產生,避免PM$_{2.5}$進入人體,選擇有效的食品或食材是關鍵。

第六章

持之以恆的 GSH 食踐術

　　有鑑於空氣品質持續惡化，再加上現代人飲食越吃越精緻，調味品、食品添加物、速食產品變多了，反而營養攝取越來越少，造成對抗 $PM_{2.5}$ 的主要成分 GSH 攝取相對更少。

　　根據實驗數據顯示，幾年前 GSH 就已經被指出是人體中對抗氧化壓力至關重要的蛋白質！可以延緩老化、增強免疫力、預防心血管疾病、改善消化機能、強化新陳代謝、預

防癌症、排毒等,使我們提升抗氧化能力,比單吃維生素C或喝綠茶還更有效。但我們要如何補充呢?食材從何而來呢?

根據國民健康署2018年公布的「每日飲食指南」建議,每日攝取3至5碟蔬菜、2至4份水果及適量攝取肉類,就可攝取到豐富的GSH。但一般人怎麼知道,同樣是蔬菜、同樣是水果,哪一種食材的GSH含量較高?我們要如何優先選擇食材,才可以吃得既精緻,又可以更健康?

|GSH 飲食推薦食材|

GSH廣泛存在於各種食物當中,其中以新鮮未加工的蔬果及肉類含量較多。而在蔬果類中,《營養與癌症期刊》(Nutrition and Cancer)曾經刊載一篇美國研究,內容指出蘆筍、鱷梨(酪梨)、菠菜及秋葵都含有豐富的GSH,其中蘆筍中所含的GSH明顯多於其他蔬果,成為首席代表。

GSH食材含量排名

食物	穀胱甘肽含量（mg）
蘆筍	28.3
鱷梨（酪梨）	27.7
菠菜	11.4
秋葵	11.3
花椰菜	9.1
哈密瓜	9.0
番茄	9.0
紅蘿蔔	7.9
葡萄柚	7.9
柳橙	7.3

(取自《營養與癌症期刊》發表，大千綜合醫院營養師黃雅鈺製表)

　　我們一般熟知，平時要補充蛋白質，一定就是要多吃含有蛋白質的食物，我們多半會選擇新鮮肉類、魚類、牛奶、雞蛋等含蛋白質量較多。

　　但是有一點相當重要，無論是蔬菜、水果還是上述提到

的動物性蛋白質食物來源，GSH都會隨著高溫烹調及儲存時間較長而流失，因此，招老師建議大家，補充新鮮蔬菜及水果時，還是要以生食為主要攝取模式，動物性蛋白質食物則盡量避免高溫烹調或油炸，若能生食，當然可以攝取到最多的GSH，但仍須符合實際烹煮的情況而定。值得一提的是，GSH在人體是可以被合成的，其中有許多的微量營養素在人體可以有幫助合成的特性，所以在我們直接補充GSH之外，慎選富含以下四大類營養素的食物，也可以間接幫助身體補充GSH，讓健康更加分。

1. **含硫化物的食物**：由於GSH成分中含有硫分子，因此，選擇含硫化物豐富的食物，像是十字花科蔬菜、蘆筍、洋蔥、蒜及肉類等，可做為體內GSH合成的原料。

2. **富含維生素B_6及B_{12}的食物**：維生素B_6及B_{12}做為GSH的輔助營養元素，適量攝取鮭魚、秋刀魚等紅色肉質的魚類、紅肉、乳製品及蛋類也可幫助GSH合成。

3. **含有礦物質硒（Se）的食物**：硒是協助GSH抗氧化的重要營養元素，硒也可以幫助體內細胞合成維生素C，而蛋

白質食材，包含海鮮類、肉類、內臟類均含高量的硒。

4. **富含維生素C及維生素E的食物**：維生素C和E皆是協助 GSH抗氧化的重要來源。攝取足夠的維生素C及E，有助 於提升體內抗氧化能力，尤其是新鮮水果，例如：柑橘 類水果、奇異果、深綠色蔬菜、酪梨及堅果種子，皆是 十分良好的食材來源。

再一次強調，蔬果類和蛋白質食物透過烹煮一定會造成 GSH流失，而且不同的烹煮方式，會造成GSH流失的程度 不一，能避免高溫烹調或油炸就避免。比較理想的狀況就像 在國外常常看到外國人中午人手一盆沙拉再配上幾片水煮雞 胸肉或煙燻鮭魚是一樣的道理，建議青菜水果還是以生食， 而且是食物原型為主，務必把握「不加熱過久」的原則，這 樣一來才能攝取到較多的GSH。

招老師再針對建議食材，進一步說明：

1. **酪梨**：酪梨是一個相當特別的水果，它不僅內含有豐 富的維生素E、有效對抗自由基、減緩老化、預防心血管疾

病和癌症發生，還富含高量的GSH。這表示，食用酪梨後，我們的身體不但可以直接攝取，把果肉內的GSH拿來使用，高量的維生素E也可以幫助我們身體合成更多的GSH，可以內外共同一起中和細胞損害並去除掉導致疾病的自由基。

酪梨與鹹味、甜味的醬料都很搭，不需烹調直接吃就很可口，生食也能保留所有的營養素。不過酪梨本身的甜度較低、口感也略微油膩，一般也比較少直接吃，通常會搭配其他食材，包括與鮭魚、鮪魚及鮮蝦等海鮮做成的蓋飯就非常契合。

酪梨其實也能入菜烹煮，但若高溫加熱過久，口感會變苦，營養成分也會流失。可以在其他食材已烹調完成後，最後再加入酪梨拌炒，例如「酪梨炒牛肉」，就是先把牛肉炒熟後，起鍋前，再放入酪梨稍微翻炒即可。此外，熟透的酪梨果肉質地相當軟滑，切塊壓成泥後當做沙拉配菜，像是墨西哥很受歡迎的醬料Guacamole，中文叫做「酪梨莎莎醬」，與番茄、洋蔥、辣椒及大蒜等一起享用，能為爽脆的

生菜增添不一樣的口感，再加入雞胸肉做成溫沙拉，營養更均衡。

若不喜歡酪梨果肉軟軟的口感，最簡單的做法就是打成飲品，搭配牛奶做成的「酪梨牛奶」是最常見的喝法。

2. 蘆筍：古羅馬人有句話說：「像煮蘆筍一樣快速（As Quick As Cooking Asparagus）。」是將烹煮蘆筍這件事引申為做事快速的範本。可見古人在料理蘆筍時，強調時間是關鍵，烹飪快速是相當重要的祕訣，因為這不僅事關蘆筍的爽脆鮮嫩的口感，也影響到其營養成分是否會被破壞，尤其是 GSH。基本上來說，烹調蘆筍的時間最好控制在 20 分鐘以內，烹調方式以汆燙或清炒為主，盡量不要用高溫煎煮，像是簡單又不失原味的蘆筍沙拉或是蘆筍手卷就是個好選擇。

在中國，《神農本草經》也將蘆筍列為「上品之上」。蘆筍內含有多種人體必需的元素，鈣、磷、鉀、鐵的含量都很高；微量元素則含有鋅、銅、錳、硒、鉻等。另一方面，以現代營養學的角度來說，新鮮的蘆筍營養成分包括：豐富的維生素 A、B_6、B_{12}、C、E、鐵、硫化物以及超高含量

的GSH，是很好的抗氧化食材。而且，蘆筍的氨基酸含量很高，尤其是含有許多的必需胺基酸，有良好的消除疲勞功效。蘆筍所含的 β-胡蘿蔔素比菠菜多，鐵、葉酸、葉綠素能協助製造紅血球生成，具有造血功能，有助於人體保持健康。蘆筍也含有許多膳食纖維和水分，具促進排便通暢的效果。

值得一提的是，蘆筍重要的營養成分，多存在於尖端幼芽處，所以在處理時應多保存尖端。蘆筍久放會出現纖維化，口感會變粗變硬，營養又容易流失，所以越新鮮越好。

3. **菠菜**：菠菜是大力水手卜派最愛吃的蔬菜，給人吃了有「身強體壯」的印象。的確，菠菜的營養素相當豐富，菠菜中至少含有13種不同的類黃酮素（Flavonoid）及維生素A、C、D、K，具有抗氧化的效果。2012年美國奧勒岡州立大學的動物實驗發現，菠菜可讓煮熟肉類中的致癌物質失去致癌毒性，讓罹患大腸癌的機率，從原本的58%降到32%。

關於菠菜的料理方式，菠菜含有很多具有活性的元素，但這些大都是水溶性的，在水中很容易流失，所以料理菠菜

的時候時間還是關鍵，千萬不能煮太久，水煮最多1分鐘就好，料理也盡快在3分鐘內完成，除了風味較佳之外，這樣養分才能被保持在食材中。不過菠菜也不是百利無一害；其特有的草酸成分除了吃起來「澀澀的」，讓許多人不愛吃之外，其實草酸吃過量還會影響人體養分吸收，因此在料理時必須要經過特別處理才行。

菠菜含有的植物性草酸，帶有強烈的澀味，食用前最好用沸水先汆燙約30秒至1分鐘，起鍋後瀝乾水分，便有助於去除大量的草酸，讓風味更好、營養更提升。但瀝乾過後的水分切記不要再使用，因為草酸量較高，會直接影響體內鈣質及鐵質的吸收率。

4. 秋葵：秋葵果實呈長條狀，尾端尖細，頗似女人的纖纖玉指，英國人因此幫它取名為「美人指」。吃過秋葵的人很難不對它的黏滑汁液留下印象，有人也因此不敢領教，但它獨特口感，以及富含營養的這個特徵，讓近年來追求生機飲食風潮的人們趨之若鶩。我們一般熟知秋葵富含果膠、鐵、鈣及醣類，不但可以幫助消化、治療胃炎、保護皮膚和

補充胃黏膜等多方面的功效，還可以預防貧血。它分泌的黏蛋白則能促進胃液分泌，進而提高食慾，改善消化不良的症狀。此外，秋葵也富含高量的GSH，具有高度的抗氧化能力，這也是為什麼秋葵被稱為「抗癌剋星」的緣故。

明朝《本草綱目》裡就有關於秋葵的記載，它的屬性偏寒涼，脾胃虛寒、容易腹瀉或排軟便的人，最好不要多吃，是歸類在食療用的植物中。它的黏液裡，除了含有豐富的營養成分外，可以附著在胃黏膜上，保護胃壁，就是俗話說的「顧胃」。雖然它黏液的關係，讓它在台灣的接受度不是這麼高，但在日本，餐廳經常拿秋葵來涼拌，撒一些柴魚片，再淋上醬油，或沾點芥末，也會切成小片放在味噌湯裡一起食用。

秋葵是營養價值很高的蔬菜，富含蛋白質，熱量不高，很適合想減肥的人食用。秋葵黏黏的汁液裡，含有水溶性纖維果膠、半乳聚糖，以及阿拉伯樹膠，這3種成分都屬於水溶性膳食纖維，除了可以降血壓、幫助消化外，對預防大腸癌也有很大的幫助。不只如此，秋葵也可以拿來做為減肥的

食品，其中水溶性膳食纖維吃了會有飽足感，對控制體重也有很大的幫助。除了含有豐富的水溶性纖維外，秋葵裡所含有的鈣、鎂跟鉀離子也很多，這非常符合美國高血壓防治飲食的指引，建議攝取秋葵，用以補充高血壓患者缺乏的礦物質組合鈣、鎂跟鉀。

料理秋葵最大的重點，在於盡量保持秋葵完整度，為免黏液流失，千萬別在下鍋汆燙前，就先切除蒂頭，才不會流失寶貴的黏液，吃起來口感也差很多。此外，也可把汆燙後的秋葵，捲上素火腿，再撒點起司粉，用錫箔紙包覆後放進烤箱烘烤，可以增加鈣質的攝取量。

5. **十字花科蔬菜：** 擁有多種含硫抗氧化物（異硫氰酸鹽、蘿蔔硫素）、GSH、維生素（A、B_1、B_2、B_5、B_6、C、E）、纖維質、水溶性醣類、脂肪、葉黃素及胡蘿蔔素等，能幫助清除自由基、防止氧化損傷，防止低密度脂肪酸氧化、保護心血管、防止DNA損傷及預防癌症。

其中我們又以高麗菜、綠花椰菜、白花椰菜來做說明。

高麗菜是富含高機能性成分的蔬菜，除了上述的營養成分之外，還富含能夠強化消化道黏膜的維生素U，能抑制胃酸、減輕胃炎，防止胃潰瘍與十二指腸潰瘍等功能。除了可以抗癌顧胃外，高麗菜還含有高量的維生素C、葉酸及 β-胡蘿蔔素這3種美肌美顏的營養元素。食用高麗菜的時候，若能以生菜沙拉的形式，搭配橄欖油、紫蘇油、亞麻仁油等好油佐料，將可提升GSH和維生素C等水溶性元素的吸收率。

　　綠花椰菜（青花菜）則是包含了多元營養素的超級蔬菜，被列為十字花科之王實在是實至名歸。當然，GSH的含量自是不在話下，綠花椰菜的維生素C含量也是檸檬的兩倍以上！只要半杯切好煮熟的綠花椰菜，就能滿足每位成人每日所需的維生素C。而豐富的鈣質與纖維素更能防止骨質疏鬆、對抗便秘、痔瘡與糖尿病。當中的 β-胡蘿蔔素、花青素和蘿蔔硫素，是抗氧化的基礎元素，用來對抗多種自由基，還能預防癌細胞生長，對腸癌、乳癌、子宮癌、卵巢癌、膀胱癌等，都有預防腫瘤生長的功效。另外，綠花椰菜

的鐵質含量是蔬菜之冠，也富含維他命Ａ，能提高消化道黏膜的抵抗力，防止感冒與細胞感染。

值得一提的是，在烹調綠花椰菜時，千萬別為了口感切去外皮纖維跟菜莖，因為這兩個地方是綠花椰菜最營養的部分。白花椰菜有大量的維生素Ｃ和硒，可提升免疫力。所含的槲皮酮和GSH，會讓多種體內自由基失去活性，達到預防癌症的效果。

此外，白花椰菜、高麗菜等白色蔬菜含蘿蔔硫素，可維持正常膽固醇及血糖濃度，具有改善血脂、提高免疫和預防癌症效果。而且白花椰菜屬於非澱粉類蔬菜，可讓你的身體充滿微量營養素和纖維質，以更少的熱量獲得更多的營養素，輕鬆降下體重。白花椰菜烹調祕訣與綠花椰菜相同，莖的部分含有高量的維生素Ｃ，煮的時候千萬別丟掉了。

6. **哈密瓜**：哈密瓜我們都非常熟悉，它擁有「瓜中之王」的美稱。在新疆，哈密瓜的品種有180多種，含糖量均在15%左右。形態各異，風味獨特，有的帶奶油味、有的含檸檬香，但都味甘如蜜、奇香襲人，享譽國內外。哈密瓜

不但香甜可口、果肉細膩，而且營養豐富，藥用價值高。跟其他的水果相比較，哈密瓜的總維生素含量比西瓜多4至7倍，比蘋果高6倍，也比杏子高1.3倍。這些成分，有利於人體的基礎代謝功能，幫助對抗自由基，促進內分泌系統和造血機能，加強腸胃道消化流程，並減緩高血壓。

但哈密瓜屬於性質偏寒的水果，體質較寒的人不宜吃太多。它具有利便、療飢、益氣、清肺熱止咳等多種功效，非常適合胃病、腎病、貧血、咳嗽痰喘和便秘患者食用。

7. **番茄**：番茄具有茄紅素、維生素C、鉀離子和膳食纖維，還富含高量的GSH，讓番茄擁有強大的抗氧化能力，因此不論是大、小番茄都成為許多女性最愛的美顏聖品。蕃茄的GSH有很強的抗氧化能力，能保護細胞對抗 $PM_{2.5}$ 及其造成的疾病。而茄紅素則可以對抗自由基造成的氧化壓力與老化，防止紫外線傷害皮膚，增強免疫力和抑制癌症的發生，並降低血液中的壞膽固醇。此外，茄紅素還能幫助人體分泌各種激素，對於預防癌症發生有顯著的成效，同時，番茄有營養且糖分低，是糖尿病患者最好的選擇之一。

　　至於要如何選擇番茄呢？我們知道茄紅素是一種紅色的植化素，因此越紅及越成熟的番茄所含的茄紅素就越多，在選購時可盡量挑選較紅的。但因大、小番茄都含有豐富的鉀離子，若過量攝取茄紅素的話，對於患有慢性腎臟病，尤其是正在接受洗腎治療的病患是一種傷害，所以，蕃茄對人體有正面也有負面。那我們一天可以吃多少蕃茄呢？根據統計，每天每人至少要攝入15毫克的茄紅素，但不能超過75毫克，所以建議食用量每天大約是1～2顆大蕃茄，小蕃茄則最多不超過17顆。

　　8. **胡蘿蔔**：胡蘿蔔營養成分豐富，但其大部分的養分都存在在根部，所以我們一般都是食用其肉質根，但有時也食用胡蘿蔔葉。胡蘿蔔種子內含有揮發性油，主要成分是脂溶性的胡蘿蔔素。為了保持其營養成分都能被攝入體內，我會建議直接生食胡蘿蔔根，或是將其切成塊、丁、絲，與其他食材一同烹飪。若前提是要生食，也可以打胡蘿蔔汁，而且胡蘿蔔汁或胡蘿蔔泥還可以和麵粉或米粉等澱粉類食材混合做成糕餅類食物，但胡蘿蔔有一種很特殊的風味，主要來自

於萜烯類物質，該物質味道較為獨特，並非所有人都能接受，尤其是生食，這是比較可惜的一點。

胡蘿蔔的營養成分中，最重要的就是因其得名的胡蘿蔔素，胡蘿蔔根內含有好幾種不同種類的胡蘿蔔素（α、β、γ、ε-胡蘿蔔素）以及番茄烴和六氫番茄烴等類胡蘿蔔素。胡蘿蔔素有治療夜盲症、保護呼吸道和促進兒童生長等功能。此外，胡蘿蔔內也還含有較多的維生素和微量礦物質元素鈣、磷、鐵等和澱粉、纖維素等醣類物質，和最重要的抗$PM_{2.5}$元素：GSH。

除了生食之外，招老師也建議一招，胡蘿蔔可以用蒸的！因為胡蘿蔔素是存在於胡蘿蔔根內的植物細胞中，若經過緩緩加熱的方式，反而可以讓植物細胞外層的細胞壁變軟，細胞的通透性就會增加，胡蘿蔔素就較容易被細胞釋放出來，人體的吸收利用率相對就更高了。

9. **南瓜**：據《本草綱目》記載，南瓜性溫味甘、入脾、胃經，具有補中益氣、消炎止痛、化痰排膿、解毒殺蟲功能、生肝氣、益肝血、保胎。成分有纖維質、胡蘿蔔素、胺

基酸、礦物質（鎂、鉀、磷、鈣、鐵、鋅、硒等）、碳水化合物、澱粉、維生素A、B_1、B_2、C、F和GSH等。果肉是黃色，可食用，味美。可整塊烤熟或煮熟後食用，或打成泥。種仁類似瓜子，烤或炒熟後可食，莖葉亦可做為青菜。

根據食藥署台灣食品成分資料庫2017版顯示，南瓜熱量非常低，每1百公克的南瓜熱量為69大卡，是等量白飯（182大卡）的一半不到，但膳食纖維含量卻高達2.5公克，是白飯（0.6公克）的4倍。同時，含有豐富的鉀離子（426毫克）、維生素A（3681 I.U.）、β-胡蘿蔔素（1981微克），而鈉離子含量卻僅有1毫克，是一種高鉀低鈉的好食材，適度食用對人體好處很多。與一般主食類食物相比較，南瓜具有高膳食纖維、低GI值的特性，相當適合有控制血糖需求的民眾，可適度將麵食、白飯等替換成南瓜來食用。不止如此，吃南瓜還能保護胃腸道黏膜、緩解胃潰瘍不適，以及補血、防癌等多重健康好處！

在烹煮方面，南瓜其實單吃就有豐富的食療效果，若搭配各式食材也相當適合。例如，南瓜適合與牛肉、牛腩搭

配，可健胃益氣；和蓮子同食可通便排毒；和綠豆搭配具保健作用；和豬肉一起吃則可健脾補氣。此外，南瓜的皮也是具有高度的養分，但烹煮前，務必用刷子或菜瓜布清洗乾淨，以去除泥土與表皮的凸疣。料理前切去蒂頭，先橫切剖半，用湯匙挖除籽囊，再視需求切塊或切絲。南瓜連皮吃，也可保留較豐富的膳食纖維，幫助排便，並以切塊蒸煮食用的方式最好。但為了保住南瓜肉的養分，烹煮的時間也不宜過長。

10. **葡萄柚**：葡萄柚汁多且味道十分清香，可以直接食用也可以榨成果汁，甚至加入食材中、成為料理中的佐醬都是非常適合的用法。葡萄柚屬於高纖維且高營養但熱量低的食物，每1百克不僅帶有超量的維生素C兩成以上，熱量卻只有33卡。也由於葡萄柚的升糖指數較低，以及它的低熱量，以葡萄柚為主要元素的葡萄柚飲食法被指能夠協助代謝系統燃脂。葡萄柚的好處很多，包含多種營養素，維生素A、維生素C、膳食纖維、葉酸、肌醇、β-胡蘿蔔素及蕃茄紅素，可補充人體內的抗氧化能力。

　　此外，通常防癌飲食原則不外乎低脂、高纖、富有維他命A及C，而一個葡萄柚所含的膳食纖維約有10公克，是一般水果的2倍。美國研究證實，癌症病患飲食中，若多吃葡萄柚，可減少3至4成疾病再發機率。新鮮的葡萄柚汁，含有豐富的維他命C，具有抗氧化的作用、防止血液凝塊作用、提升免疫能力以及合成體內GSH。葡萄柚的果肉含有獨特的果膠，可降低膽固醇，也同時有抗癌的作用，尤其對預防胃癌、胰臟癌特別有效。

　　葡萄柚功效顯著，但我們常常聽到葡萄柚會解藥，這是真的嗎？葡萄柚確實會影響或抵銷許多常見藥物的藥效，例如心血管用藥、降血脂藥物、器官移植抗排斥藥等的作用，讓藥物在人體內積存而使藥物濃度增加或是滯留體內時間延長，造成像服藥過量一樣，藥物從有益變成有害，導致容易產生副作用，嚴重時甚至會造成死亡。所以，葡萄柚的禁忌就是不能與藥同時吃，間隔最好在24小時以上，但必須強調，不是所有的柚類都會有解藥的狀況，只有葡萄柚在與上述的藥物同服時才會引起不良反應。

11. **野生鮭魚**：鮭魚富含維生素B_6、維生素B_{12}、維生素D和維生素E，和上述所說的，是用來幫助體內GSH合成的重要元素，而鮭魚體內也含有高量的蝦紅素和Omega-3多元不飽和脂肪，都是人體抗氧化不可或缺的素材。然而台灣不產鮭魚，也可以用秋刀魚、鯖魚等食材取代。

12. **雞蛋**：雞蛋屬於優質蛋白質，每天1顆蛋，能提供我們身體充足的蛋白質和氨基酸，直接幫助我們體內可以自主合成GSH。也可以透過吃雞蛋降低刺激飢餓感的荷爾蒙含量，讓瘦素上升，所以，早餐加顆水煮蛋，讓我們更有飽足感。

| GSH 飲食的基本規則 |

GSH飲食也是有限制存在的，根據食藥署的規範，GSH每天不得超過250毫克。

但是因為國人外食人口眾多，如果考量到飲食選擇受限或飲食較不均衡，需額外再補充GSH的保健食品，別忘了

也要注意攝取的來源及方式，對此，衛生福利部就針對保健食品使用GSH做為原料的產品發出公告，明文規定，要求產品使用的GSH原料，必須是由圓酵母菌（Torula yeast）發酵製成，且包裝應以中文顯著標示「對穀胱甘肽過敏者、孕婦、哺乳婦女及嬰幼兒應避免食用」等字樣，並標示「建議民眾每日食用的穀胱甘肽限量為250毫克以下」。

至於250毫克是多少呢？根據第137頁的表格，以每100克的食物中所含有的GSH含量來計算，至少需一次要吃883克的蘆筍，或2747克的花椰菜，亦或是3425克的柳丁，要從健康的食材中獲取超標的GSH實屬不易，大家並不需要過於擔心。

除此之外，民眾購買GSH相關之保健食品時，請留意是否有完整標示、製造商或進口商資料、製造與保存期限及相關食品安全認證。

第七章

招老師的 GSH 食譜

　　為了防止體內過多自由基傷害身體，身體內與生俱來地具有許多不同的抗氧化酵素，除了GSH外，例如還有過氧化物歧化酶、過氧化氫酶、麩胱甘肽過氧化酶等，這些都是人體天然的抗氧化防禦系統。我們體內自然生成的酵素可以幫我們清除過多且失去控制的自由基外，日常飲食中，也有許多天然食物也可以幫我們一起抗氧化。

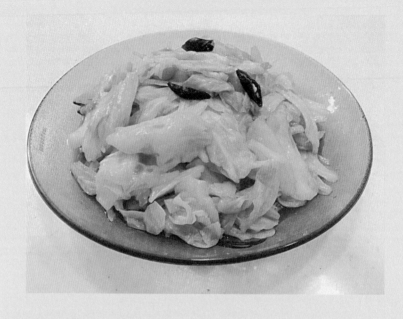

蒜末醬油炒高麗菜

整體 GSH 含量等級：高

●材料

高麗菜 1/4 顆，切 5 公分大小

大蒜 20 克，切粗末

紅辣椒 半根，斜切 3 片

●調味料
胡麻油 2 大匙
醬油 2 大匙

●做法
1. 將胡麻油、紅辣椒、蒜末放入鍋中以小火加熱，爆出香
味後轉大火。
2. 放入高麗菜快炒 4 分鐘左右，將高麗菜撥至鍋邊，在
鍋子剩餘空間淋上醬油，快速混合均勻。
3. 加了大量的蒜頭與紅辣椒的辣味， 給了溫和的蔬菜味
覺上的刺激，請趁熱享用。

高麗菜の營養價值
高麗菜富含膳食纖維，不僅能淨化血液，抑制胰
島素分泌，避免脂肪細胞吸收過多醣質，對於減
重瘦身十分有效。

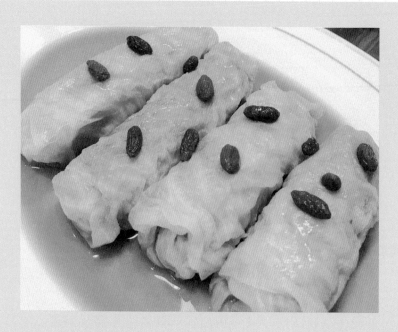

高麗菜捲

整體 GSH 含量等級：高

●材料

高麗菜　1 顆

豬絞肉　200 克

蔥花　6 克

薑末　3 克

●調味料

糖 少許

鹽 1/2 茶匙

太白粉 1 茶匙

香油 1 茶匙

白胡椒粉 少許

醬油 1 大匙

●做法

1. 用剪刀將高麗菜的心剪除，將整顆高麗菜放入鍋中煮軟（約 5 ～ 10 分鐘）。

2. 絞肉加入醬油、鹽拌勻，摔打到有黏性，再加入糖、胡椒粉與薑末，拌勻之後再加入太白粉、蔥花與香油，拌勻備用。

3. 高麗菜煮軟後撈起，泡在冷水中，再一葉一葉取下來。

4. 將葉片的硬梗用菜刀拍軟，將肉餡放置於菜葉上再捲起。

5. 表面上灑少許鹽，放入蒸鍋以滾水大火蒸 15 分鐘即可。

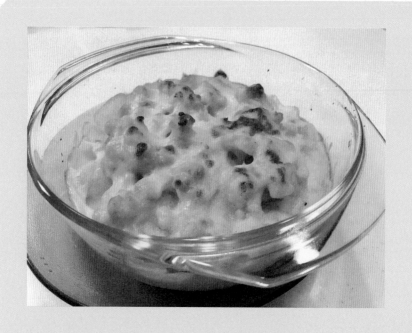

奶油焗白花椰菜

整體 GSH 含量等級：高

●材料

安佳乳酪 200 克，磨碎

水 500 克

白花椰菜 1 顆（約 1000 克）切小朵

麵粉 50 克

奶油 40 克

牛奶 500 克

●調味料

鹽 1/2 茶匙

白胡椒粉 2 小撮

●做法

1. 白花椰菜放入蒸鍋蒸熟。

2. 將麵粉、奶油、牛奶、鹽和白胡椒粉放入鍋內烹煮成
   醬汁。

3. 加入先前磨好的安佳乳酪 70 克混和。

4. 預熱烤箱至 200 度 C。

5. 將白花椰菜放入深盤內，淋上醬汁並灑上剩餘的安佳
   乳酪放入烤箱，以 200 度 C 烤約 10 分鐘，直至表面
   金黃即可。

白花椰菜の營養價值

白花椰菜有大量的維生素 C 和硒，可提升免疫力。
其營養成分中所含的槲皮酮和穀胱甘肽會讓多種
致癌物質失去活性，達到防癌的效果。白花椰菜、
高麗菜等白色蔬菜含蘿蔔硫素，可維持正常膽固
醇及血糖濃度，具有改善血脂、提高免疫和預防
癌症效果。

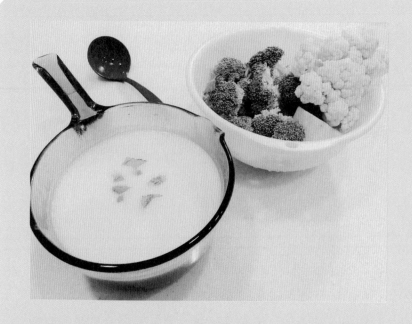

花椰菜白濃湯

整體 GSH 含量等級：高

●材料

白花椰菜　半顆

青花菜　1/4 顆

洋蔥　1/4 顆

馬鈴薯　半顆

水　250CC

奶油 15 克

牛奶 200CC

香芹（巴西里）視喜好添加

●調味料

鹽巴、黑胡椒粉適量

●做法

1. 白花椰菜、青花菜切成小朵狀、洋蔥切絲，馬鈴薯去皮切成 5 公分左右的薄片後浸泡在水中。

2. 用中火將奶油融化後加入洋蔥拌炒大約 5 分鐘，請注意不要燒焦。

3. 加入瀝乾水的馬鈴薯及花椰菜拌炒。

4. 使用攪拌棒高速將鍋中蔬菜切碎打成泥、攪拌。

5. 再次將濃湯加熱，加入牛奶、鹽巴、胡椒粉調味，可依喜好灑些香芹裝飾。

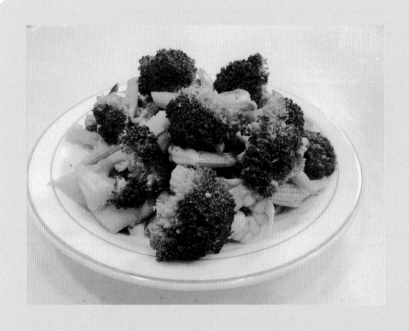

青花菜玉米筍炒蝦仁

整體 GSH 含量等級：高

●材料
青花菜 一顆
大蝦 20 尾
玉米筍 6 根，切半
蒜末 10 克
薑末 10 克

●調味料

鹽 1/4 茶匙

●做法

1. 鍋內入油將薑末、蒜末爆香。

2. 加入蝦仁熱炒至紅色，盛入盤內備用。

3. 玉米筍入鍋炒 1 分鐘。

4. 加入青花菜拌炒。

5. 將蝦仁、玉米筍、青花菜入鍋拌炒，加入鹽調和，即可享用。

青花菜の營養價值

青花菜含有維生素 A、B₁、B₂、B₆、B₁₂、C、D、E、K、葉酸、泛酸、菸鹼酸、鈣、鐵、磷、鉀、鈉、銅、鎂、鋅、硒、錳、鉻、鉬及胡蘿蔔素、醣類、蛋白質和類黃酮。青花菜含豐富的鈣和其他營養成分，抗癌功能顯著。鈣質含量媲美牛奶，可提升免疫力的維生素 C 含量，是番茄的 4 倍多。

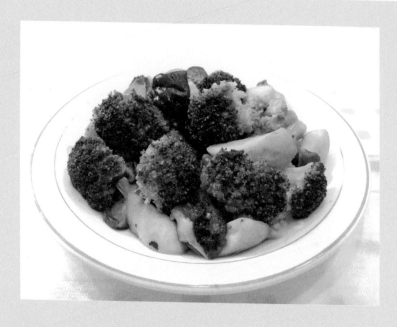

青花菜炒雙菇

整體 GSH 含量等級：高

●材料

青花菜　1 顆，切小朵

新鮮香菇　100 克，一朵切 3 塊

杏鮑菇　100 克，切滾刀塊

白果　20 克

新鮮九層塔　少許

油 10 克

大蒜 10 克，切碎

●調味料

鹽 1 小撮

●做法

1. 青花菜汆燙 1 分鐘，瀝乾備用。

2. 將大蒜以油爆香。

3. 加入杏鮑菇、香菇、白果、鹽烹煮 5 分鐘。

4. 加入青花菜快炒 1 分鐘。

5. 加入九層塔快速混合。

6. 趁熱享用。

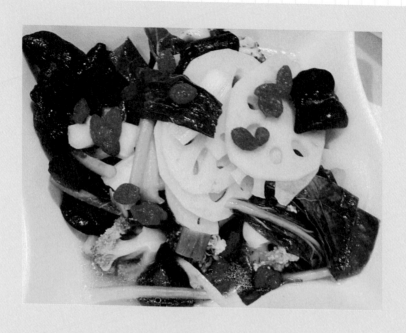

小松菜炒蓮藕青花菜

整體 GSH 含量等級：中高

●材料

小松菜 1 把

蓮藕 一節（切薄片）

枸杞 20 粒

黑木耳 數片，泡軟

青花菜 數朵

大蒜 2 粒

●調味料

鹽 1 小撮

●做法

1. 適量的油先炒香大蒜，再放木耳爆香。
2. 放入蓮藕及青花菜同炒（加些水）。
3. 再放入小松菜拌炒，加鹽調味。
4. 起鍋前加入枸杞調和均勻。

小松菜の營養價值

小松菜又名日本油菜，含有豐富的維生素與礦物質，是生機飲食界竄起的明星蔬菜，小松菜的鈣與鐵含量為牛奶的兩倍之多，可打造健康身體，預防疾病。小松菜還富含食物纖維，可促進腸胃蠕動，抑制血糖上升，具有預防大腸癌和糖尿病的功效。

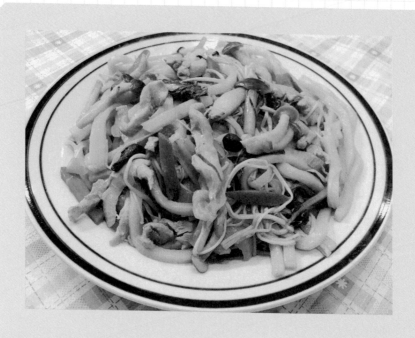

小松菜雙菇
雞肉炒烏龍麵

整體 GSH 含量等級：中

●材料
日式烏龍麵 1 包
金針菇 半包
鴻喜菇 半包
洋蔥 半個
紅蘿蔔 1/3 條

高麗菜 4 片
小松菜 3 株
雞柳 4 條

● 雞 柳 醃 料
鹽 1/4 茶匙、麻油半茶匙、米酒少許、蠔油 2 大匙、酒 1
大匙、水 100CC、鹽少許

● 做 法
1. 洋蔥、紅蘿蔔、高麗菜切絲，小松菜切小段，雞柳洗
   淨切絲後用醃料醃半小時。
2. 鍋中入油燒熱，將醃好的雞柳放入煎至兩面金黃後盛
   起備用。
3. 加入紅蘿蔔絲及高麗菜炒軟。
4. 兩種菇類同時加入拌炒。
5. 烏龍麵加入弄散和料拌勻。
6. 加入雞肉拌炒。
7. 小松菜最後加入拌炒，可保持爽脆口感。
8. 加入醬料快炒片刻，盛盤即可享用。

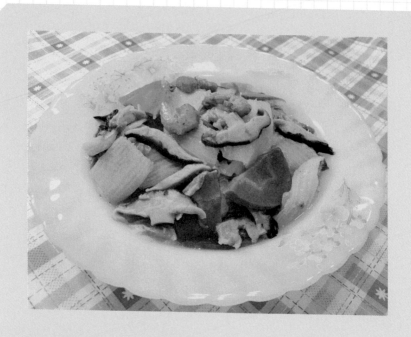

開陽白菜

整體 GSH 含量等級：高

●材料

油 10 克

蒜頭 3 粒，切碎

蝦米 20 克，泡水約 10 分鐘後，瀝乾

乾香菇 10 克，泡水軟化，切絲

紅蘿蔔 20 克，洗淨，切片

大白菜 500 克，洗淨，切片

●調味料

鹽 1 茶匙

白胡椒粉 2 小撮

太白粉 1 茶匙，加水 30 克調勻（勾芡用）

香油 數滴

●做法

1. 將蒜頭切碎。

2. 鍋中放入油、蒜頭、蝦米、香菇爆香。

3. 加入紅蘿蔔、大白菜、鹽、胡椒粉拌炒約 15 分鐘。

4. 加入太白粉水，攪拌 1 分鐘，淋上香油即可享用。

大白菜の營養價值

大白菜既是配菜、也是主菜；其熱量低、可增加飽足感，具有解熱、潤喉、消食下氣、清腸胃、解毒，以及緩解口乾舌燥、喉嚨發炎、小便不順、腸熱便秘等功能。

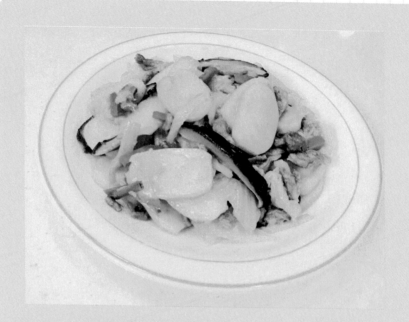

白菜炒年糕

整體 GSH 含量等級：高

● 材 料

豬肉 100 克，切絲

白年糕 430 克，切薄片

新鮮香菇 3 朵，切絲

蔥 30 克，切段

新鮮辣椒 10 克，切末

蝦米 10 克

紅蘿蔔 30 克，切絲

大白菜 300 克，切段

水 100 克

油 15 克

●調味料

糖 1/4 茶匙

醬油 1 大匙

鹽 1/4 茶匙

白胡椒粉 1/4 茶匙

●做法

1. 將肉絲用少許醬油、太白粉醃製 10 分鐘。

2. 鍋內入油將香菇、蝦米爆香後，加入肉絲同炒，再放入紅辣椒末和紅蘿蔔拌炒。

3. 加入大白菜，與糖、醬油、鹽、白胡椒粉和一起水拌炒，盛起備用，剩餘湯汁留在鍋內。

4. 年糕入鍋炒軟，再放入炒熟之材料拌炒均勻，即可享用。

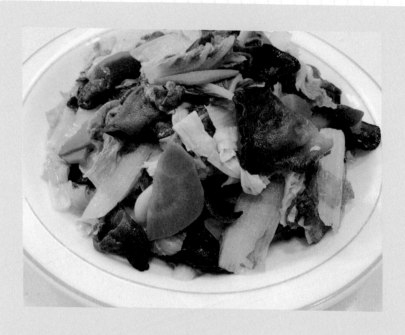

豆皮小白菜

整體 GSH 含量等級：中高

●材料

小白菜　1 把

火鍋豆皮　半條

木耳　2 片

紅蘿蔔　1 小塊

大蒜　2 粒

●調味料

鹽 適量

●做法

1. 紅蘿蔔和木耳隨意切，小白菜把菜梗和葉分開，豆皮用熱水泡軟，把水擠掉並剪或切或撕成小片。

2. 適量的油先炒香大蒜，再放紅蘿蔔及木耳，炒到紅蘿蔔變軟。

3. 放入小白菜梗炒軟，加些水。

4. 再放豆皮拌炒。

5. 放入小白菜葉炒熟，加鹽調味。

小白菜の營養價值

小白菜所含營養價值成分與白菜相近似，它含有蛋白質、脂肪、醣類、膳食纖維、鈣、磷、鐵、胡蘿蔔素、維生素 B_1、維生素 B_2、菸酸、維生素 C 等。 其中鈣的含量較高，幾乎等於白菜含量的 2～3 倍。小白菜中的胡蘿蔔素是大白菜的 74 倍，可以明目護眼。

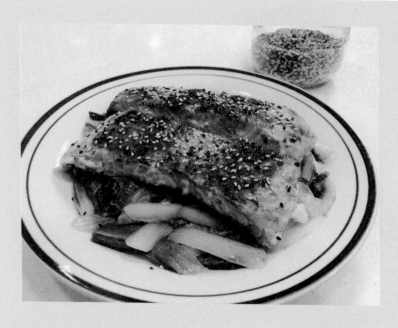

香煎鮭魚拌小白菜

整體 GSH 含量等級：中高

●材料
鮭魚片 2 片
小白菜 5 顆
青蒜 2 根
黑白芝麻 1 小把
檸檬汁 數滴

●醃料
薑 10 克
醬油 2 小匙
白葡萄酒 1 小匙
黑胡椒、油 適量

●做法

1. 薑磨成薑蓉，與醬油、白葡萄酒、黑胡椒、油混合成醬料。
2. 鮭魚切成大約 0.8 公分厚，於做法 1 的醬料中醃製 10 分鐘。
3. 鮭魚雙面灑上芝麻待用。
4. 小白菜洗淨後，每顆切成 4 段。
5. 青蒜洗淨，斜切成段。
6. 鍋內倒入少量油，放入鮭魚片雙面煎熟，關火擠上檸檬汁。
7. 小白菜與青蒜同時下鍋翻炒，加鹽與黑胡椒，關火後再調味，防止水分溢出，盛入盤內墊底。
8. 鮭魚放置於青菜上，即可享用。

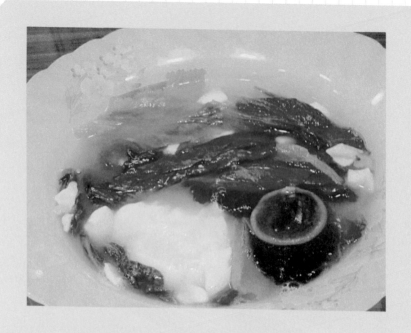

小芥菜皮蛋鹹蛋
蛋花雞骨湯

整體 GSH 含量等級：中高

●材料

雞腿骨 2 付

小芥菜 4 欉

薑片 數片

皮蛋 1 個

鹹蛋 1 個

雞蛋 1 個

水 2000CC

●調味料

鹽 少許

香油 少許

●做法

1. 薑切數片，鹹蛋不需剝殼直接切半用湯匙挖出並壓碎，取 2000CC 的水放入鹹蛋及雞骨，水開後轉小火熬 10 分鐘。

2. 小芥菜清洗後汆燙一下切小段，皮蛋去殼切碎，放入湯內續熬 5 分鐘，並加入少許鹽調味，但如鹹度夠可不加，打入生雞蛋，待蛋熟後滴上幾滴香油即可。

小芥菜の營養價值

芥菜含有豐富的維生素 A、B、C 和 D，而且含有大量的抗壞血酸，是活性很強的還原物質，參與機體重要的氧化還原過程，能增加大腦的氧含量，激發大腦對氧的利用，有提神醒腦、解除疲勞的作用。

其次還有解毒消腫之功效，能抗感染和預防疾病的發生，抑制細菌毒素的毒性，促進傷口癒合，可用來輔助治療感染性疾病。還有開胃消食的作用，因為芥菜醃漬後有一種特殊鮮味和香味，能促進胃、腸消化功能、增進食慾。

最後還能明目利膈、寬腸通便，是因芥菜組織較粗硬、含有胡蘿蔔素和大量食用纖維素，所以是眼科患者的食療佳品，也適合老年人及習慣性便秘者食用。

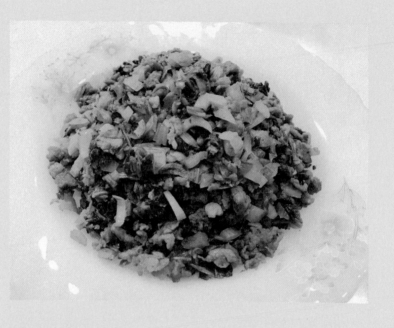

雪裡紅

整體 GSH 含量等級：中高

●材料

小芥菜　1 把

絞肉　適量

水　400CC

●調味料

鹽 50g

薑末、蒜末、米酒、糖、辣椒 適量

●做法

◎雪裡紅簡易醃漬法

1. 先將鹽與水拌勻溶解，小芥菜清洗好摘去頭尾與黃葉，
   醃在鹽水中，10分鐘翻動一次，醃漬 1 小時後揉壓讓
   小芥菜醃漬均勻，軟化後即可冷藏備用。

2. 將雪裡紅洗去多餘鹽分，將水擰乾，再切成小碎段。

◎炒雪裡紅

1. 熱鍋先爆香蒜末、薑末與辣椒，將絞肉入鍋拌炒，炒
   到絞肉泛白散開。

2. 加入切好的雪裡紅，少許糖與米酒調味，拌炒均勻即
   可起鍋。

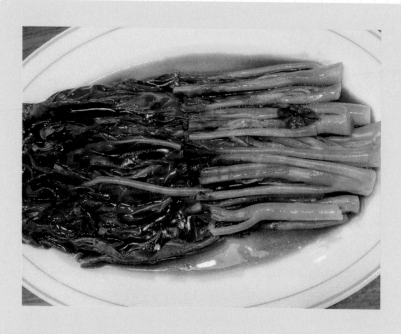

港式蠔油芥藍菜

整體 GSH 含量等級：中高

●材料

芥藍菜 1 把

蠔油 1 大匙

太白粉 1 大匙，加水混合均勻（勾芡用）

水 4 大匙

●調味料

醬油 1 大匙

糖 1 大匙

麻油 1/2 大匙

●做 法

1. 芥藍菜不切段洗乾淨。

2. 鍋熱開水放入芥藍菜汆燙，取出待涼後切兩段擺盤備用。

3. 取小鍋將醬汁用小火燒滾，慢慢加入太白粉水勾芡。

4. 將蠔油醬汁快速淋在菜盤上。

芥藍菜の營養價值

芥藍菜味甘，性平。功能利五臟六腑，補骨髓，利關節，通經活絡，明耳眼，益心力，壯筋骨。主要成分有葡萄糖芸苔素，胡蘿蔔素，維他命 B 群。

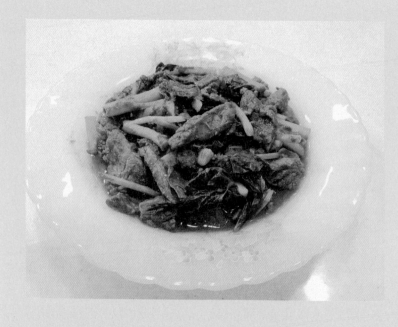

沙茶牛肉炒芥藍菜

整體 GSH 含量等級：中高

●材料

芥藍菜　1 把

牛肉　適量

沙茶　適量

蒜頭　10 克

太白粉　少許

●調味料

醬油、鹽 適量

●做法

1. 芥藍菜洗淨切段，牛肉洗淨切片，加入醬油及太白粉攪拌均勻醃 20 分鐘。

2. 熱鍋入冷油放入牛肉爆炒，盛起備用。

3. 蒜頭與沙茶入鍋爆香，再放入芥藍菜及少許水、鹽拌炒。

4. 加入牛肉拌炒均勻，即可享用。

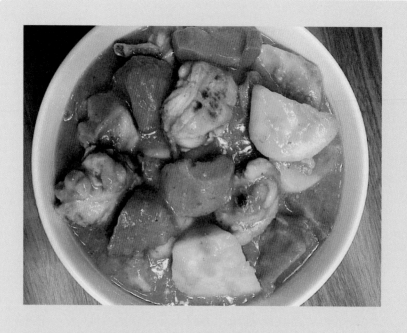

紅蘿蔔馬鈴薯
燉雞肉咖哩

整體 GSH 含量等級：中

●材料

雞腿 2 支	南瓜 1/2 顆
洋蔥 1 顆	冷開水 1000 克
紅蘿蔔 1 根	橄欖油 2 匙
馬鈴薯 2 顆	咖哩塊 1/2 盒

●做 法

1. 所有的食材切塊備用，南瓜紅蘿蔔和馬鈴薯切大塊，洋蔥去皮後切條狀。

2. 雞腿煎至雞皮上色。

3. 鍋子預熱後，加入橄欖油。接著放入洋蔥拌炒，炒至有淡淡焦糖色，洋蔥焦香味出來。

4. 加入紅蘿蔔拌炒，讓紅蘿蔔的營養釋放到油脂中。

5. 把剩下的南瓜和馬鈴薯一起放入鍋內，拌一拌防止粘鍋，蓋上鍋蓋，燜煮 5 分鐘左右。

6. 倒入 800CC 冷開水，把雞肉和咖哩塊放在蔬菜的上方，繼續燉煮約 15 ～ 20 分鐘，讓雞肉熟透。

7. 燉煮約 10 分鐘時，開蓋攪拌一下，讓咖哩塊溶解到湯汁裡，雞肉與蔬菜可更入味。若覺得湯汁太濃，可加入剩下的開水調整。

8. 20 分鐘後，關火。

紅蘿蔔の營養價值

日本稱東方小人參，因原產地在歐洲又名胡蘿蔔。其有含量很高的纖維素及硒元素，並富含蛋白質、脂肪、碳水化合物、維他命、維他命 B_1、維他命 B_2、維他命 B_6、維他命 C、胡蘿蔔素等，同時也含有鈣、磷、鐵、鉀、鈉、菸鹼酸及草酸等礦物質。

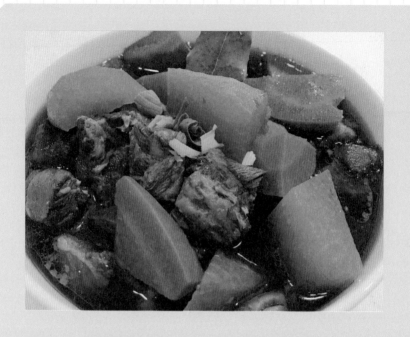

紅燒蘿蔔牛肉湯

整體 GSH 含量等級：高

●料材
牛腩 1 斤
蒜片 20 克
薑片 5 克
橄欖油 15 克
紅蘿蔔 200 克，切塊

白蘿蔔 200 克，切塊
番茄 100 克，切塊
月桂葉 1～2 片

●調味料
豆瓣醬 50 克
乾辣椒 幾根
冰糖 20 克
醬油 50 克
米酒 適量

●做法
1. 牛腩冷水下鍋，加適量米酒，燙約 5 分鐘，再以冷水清洗乾淨，切成約 2 吋小塊。
2. 蘿蔔削皮洗淨切塊，備用。
3. 在炒鍋內加入橄欖油，熱鍋後將蒜片及薑片爆香，倒入牛腩炒香，加入醬油、冰糖、豆瓣醬拌炒，加入水，水量蓋過牛腩。
4. 牛腩煮開後，把牛腩及湯汁倒入砂鍋內，加入月桂葉、乾辣椒，以大火煮開，再轉小火煮 1.5 小時後，加入蕃茄、紅白蘿蔔塊，再燜半小時即可上桌享用。

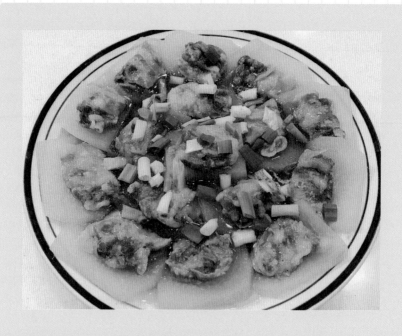

清蒸白蘿蔔五花肉

整體 GSH 含量等級：高

●材料

白蘿蔔 半條

豬五花火鍋肉片 200 克

蔥 1/2 支

薑（磨泥）少許

● 調味汁

水　100CC

酒　2 大匙

鹽　1/2 小匙

● 做法

1. 豬肉片抹上少許胡椒、鹽、薑泥。

2. 蔥切花。

3. 蘿蔔去皮切 0.3 至 0.4 公分薄片，取蒸盤，一片蘿蔔一片肉片重複從外向內交疊排列，淋上調味汁。

4. 放入電鍋蒸，電鍋外鍋加水 1 杯， 待蒸氣冒出後放入食材， 蒸 20 分鐘後放蔥花再燜一下即可。

白蘿蔔の營養價值

白蘿蔔營養豐富，富含蛋白質、維生素 B、維生素 C、鈣、鐵、鈉、磷等營養成分，其性甘平辛，歸肺脾經，具有下氣、消食、除疾潤肺、解毒生津，利尿通便的功效，因而在我國民間有「小人參」之美稱，為食療的佳品。

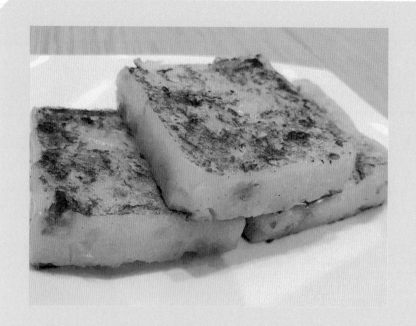

港式蘿蔔糕

整體 GSH 含量等級：中

●材料

白蘿蔔　850 克（去皮後，150 克切粗粒，另外 700 克切碎）

紅蔥頭　20 克，切碎

乾香菇　30 克（約 8 到 10 朵），泡軟，切碎

廣東臘腸或臘肉　2 根，切碎

蝦米　20 克，泡軟，瀝乾切碎

在來米粉（或蘿蔔糕粉）250 克

太白粉 15 克

●調味料

鹽 1 茶匙

白胡椒粉 1/2 茶匙

醬油 1 大匙

糖 1 茶匙

油 10 克

●做法

1. 白蘿蔔入鍋煮軟備用。

2. 另起鍋將油、紅蔥頭、乾香菇、廣東臘腸、蝦米以 5 分鐘爆香。

3. 加入煮軟的白蘿蔔、在來米粉、太白粉、鹽、白胡椒粉、醬油、糖、水混合，以小火攪拌直至粉漿透明。

4. 倒入不鏽鋼容器以大火蒸 1 小時。

5. 待涼後放入冰箱，冷藏一夜，使用前取出切片（約 1 公分厚）將蘿蔔糕煎至兩面焦黃，即可食用。

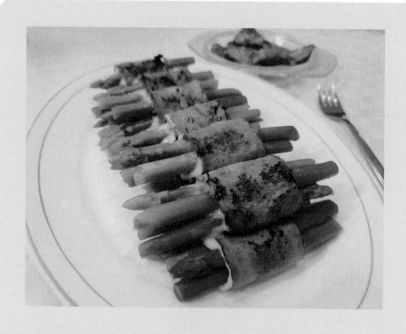

培根起司蘆筍捲

整體 GSH 含量等級：極高

●材料

蘆筍 8 根

起司片 4 片

培根片 4 片

●調味料

黑胡椒 1 匙

●做法

1. 蘆筍洗淨，將較老部分切除，放入開水中氽燙 20 分鐘後撈起，放入涼水中降溫，切成 3 段。
2. 培根片、起司片對半切開。
3. 培根片平鋪，上面鋪起司片，再放上 3 根蘆筍捲成一捲。
4. 全部捲好後，平放鍋內撒些胡椒粉，約煎 8 分鐘即可。

蘆筍の營養價值

蘆筍富含多種氨基酸、蛋白質和維生素，其含量均高於一般水果和蔬菜，特別是蘆筍中的天冬酰胺和微量元素硒、鉬、鉻、錳等，具有調節機體代謝，提高身體免疫力的功效，在對高血壓、心臟病、白血病、血癌、水腫、膀胱炎等的預防和治療中，具有很強的抑製作用和藥理效應。蘆筍可以使細胞生長正常化，具有防止癌細胞擴散的功能。輔助治療腫瘤疾患時應保證每天食用才能有效。

CARE 039

對抗PM₂.₅的食踐術：毒理醫學專家教你用吃保肺顧健康

作　　者——招名威
主　　編——余玫鈴
封面攝影——詹建華
內頁插畫——負捌拾
責任企劃——負捌拾
美術設計——余玫鈴
內文排版——亞樂設計
　　　　　　極翔企業有限公司

編輯顧問——李采洪
董 事 長——趙政岷
出 版 者——時報文化出版企業股份有限公司
　　　　　　10803台北市和平西路三段二四○號三樓
　　　　　　發行專線——（○二）二三○六——六八四二
　　　　　　讀者服務專線——○八○○——二三一一——七○五
　　　　　　（○二）二三○四——七一○三
　　　　　　讀者服務傳真——（○二）二三○四——六八五八
　　　　　　郵撥——一九三四四七二四時報文化出版公司
　　　　　　信箱——10899臺北華江橋郵局第99信箱
時報悅讀網——http://www.readingtimes.com.tw
電子郵箱——newtaste@readingtimes.com.tw
時報出版愛讀者粉絲團——http://www.facebook.com/readingtimes.2
法律顧問——理律法律事務所　陳長文律師、李念祖律師
印　　刷——詠豐印刷有限公司
初 版 一 刷——二○一九年一月十八日
初 版 三 刷——二○一九年十二月十六日
定　　價——新台幣三三○元

對抗PM2.5的食踐術：毒理醫學專家教你用吃保肺顧健康 / 招名威著.
-- 初版. -- 臺北市：時報文化, 2019.01
面；　公分. -- (Care ; 39)

ISBN 978-957-13-7673-8 (平裝)

1.健康飲食

411.3　　　　　　　　　　　　　　　　　107023024

ISBN 978-957-13-7673-8
Printed in Taiwan